Yoga mit Hilfsmitteln

Hinweise

Aus Gründen der besseren Lesbarkeit wird bei Personenbezeichnungen die männliche Sprachform verwendet. Gemeint ist sowohl die männliche als auch die weibliche und die diverse Form.

Das vorliegende Buch wurde sorgfältig erarbeitet. Dennoch erfolgen alle Angaben ohne Gewähr. Weder die Autorin noch der Verlag können für eventuelle Nachteile oder Schäden, die aus den im Buch vorgestellten Informationen resultieren, Haftung übernehmen.

Sollte diese Publikation Links auf Webseiten Dritter enthalten, so übernehmen wir für deren Inhalte keine Haftung, da wir uns diese nicht zu eigen machen, sondern lediglich auf deren Stand zum Zeitpunkt der Erstveröffentlichung verweisen.

SARA LYN CHANA

YOGA

MIT HILFSMITTELN

MEYER & MEYER VERLAG

Yoga mit Hilfsmitteln

Bibliografische Information der Deutschen Nationalbibliothek

Die Deutsche Nationalbibliothek verzeichnet diese Publikation in der Deutschen Nationalbibliografie; detaillierte bibliografische Details sind im Internet über https://www.dnb.de abrufbar.

Auckland, Beirut, Dubai, Hägendorf, Hongkong, Indianapolis, Kairo, Kapstadt, Manila, Maidenhead, Neu-Delhi, Singapur, Sydney, Teheran, Wien

Member of the World Sport Publishers' Association (WSPA)

Gesamtherstellung: Print Consult GmbH, München

MIX
Papier | Fördert gute Waldnutzung
FSC® C084279
www.fsc.org

978-3-8403-7878-2

E-Mail: verlag@m-m-sports.com

www.dersportverlag.de

▸ Inhalt

Vorwort

von Martina Mittag

Wenn du dieses Buch in deinen Händen hältst, bist du vielleicht eine Yogalehrerin auf der Suche nach Ideen und Anleitung für den sinnvollen Einsatz von Yogahilfsmitteln. Oder du praktizierst Yoga und fragst dich, welche Möglichkeiten es für die Hilfsmittel gibt, die du dir vielleicht einmal im Set mit einer Matte gekauft hast und die verstauben, weil du außer für zwei bis drei Standardübungen nicht weißt, wie du sie benutzen kannst.

Wenn ich an meine Kindheit zurückdenke, erinnere ich mich noch gut an einige, für mich damals eher erheiternde Yogabücher, die bei uns zu Hause im Regal standen. Das war die Zeit, in der die Damen unter einem Turnanzug noch Feinstrumpfhosen trugen. Die drahtigen Herren, meist mittleren Alters, waren in kurzen Turnhosen abgebildet. Hilfsmittel wurden weder benutzt noch erwähnt. Bestenfalls gab es als Hilfsmittel einen Yogateppich oder ein Fell.

Bei meinem ersten Besuch in Südindien 2001 verbrachte ich einige Zeit in einem Yoga-Ashram. Dort wurde in regelmäßigen Abständen eine Wanderung auf einen der umliegenden Berge veranstaltet. Es ging schon um 03.30 Uhr mitten in der Nacht los und dann durch die Dämmerung hoch auf den Berg. Ich war schon ziemlich beeindruckt, welches Tempo unser Swami vorlegte. Nach etwa zwei Stunden ohne Pause erreichten wir alle ziemlich verschwitzt unser Ziel. Doch statt uns gemütlich zu setzen und versonnen den Sonnenaufgang zu betrachten, hieß es: „And now, Surya Namaskar!"

Unser Swami forderte uns allen Ernstes auf, jetzt den Sonnengruß zu praktizieren! Wir schauten uns alle belustigt und leicht verunsichert an. Das konnte doch wohl nur ein Scherz sein!? Unseren Einwand, dass wir ja gar keine Yogamatten dabei hätten, wischte der Swami kurzerhand und energisch vom Tisch und erklärte in einem Tonfall, der keinen Widerspruch duldete: „For a Yogi, a stone is like a bed! Surya Namaskar! Immediately!!" Und so starteten wir zunächst etwas befremdet und zögernd mit unseren 21 Sonnengrüßen. Rückblickend ein sehr intensives Erlebnis. Die fehlende Yogamatte spielte tatsächlich nach den ersten zwei Runden überhaupt keine Rolle mehr. Yoga ohne alles - geht also!

Warum dann Hilfsmittel?

Bevor der bekannte indische Yogalehrer B. K. S Iyengar die Yogawelt mit einer Vielzahl von Hilfsmitteln bereicherte, waren diese nicht üblich. In seinem bekannten Buch *Light on Yoga*[01], was 1966 erschien, werden die Yogahaltungen von ihm persönlich noch komplett ohne die im Iyengar Yoga üblichen Probs/Hilfmittel dargestellt. Allmählich bekannt wurden die Hilfsmittel bei uns erst Mitte bis Ende 1980er-Jahre.

Erst in dieser Zeit begann der Vertrieb, jedoch noch nicht in der Vielfalt, die wir heute kennen. Am Anfang standen speziell für Yoga konzipierte Matten. Allein hier gibt es mittlerweile eine riesige Auswahl. Sehr leichte, dünne Matten für die Reise, rutschfeste Matten für Standhaltungen und Flows, dicke Matten für Yogapraxis, die überwiegend am Boden stattfindet (regenerative Übungspraxis), Schaffellmatten für die Entspannung - und das alles noch unterschieden nach Bio- und ökologischen Labels. Daneben gibt es jede Menge billig hergestellten und für die Yogapraxis kaum brauchbaren „Mattenschrott" - Matten, die viel zu rutschig sind oder unangenehm nach Chemie stinken.

Bei den Yoga- oder Meditationskissen verhält es sich ähnlich. Auch hier gibt es eine unglaubliche Vielfalt an Material, Größe und Form. Was dann allmählich den Markt eroberte waren Yogaklötze, Yogagurte und später Yogabolster. Nicht zu vergessen, die guten „alten" Wolldecken, an die auch allerhand Ansprüche gestellt werden. Sie dürfen nicht zu rutschig sein, sollten sich gut falten lassen und ein gewisses Volumen haben, wenn sie zum Unterpolstern für Hüfte, Schultergürtel oder Knie zum Einsatz kommen. Kuschel- und Fleecedecken sind als Hilfsmittel für die Praxis nicht geeignet, außer zum Zudecken in der Tiefenentspannung.

Es ist eine regelrechte „Materialschlacht" im Laufe der letzten drei Jahrzehnte entstanden.

Das Besondere am Hatha-Yoga ist, dass es immer Themenbereiche gibt, die kontrovers betrachtet werden können - und zwar frei von der Notwendigkeit, sich auf eine bestimmte Sichtweise festlegen zu müssen.

„It depends" sagen die internationalen Yogakollegen bei Fortbildungen meist, wenn sie eine „Ja/Nein"-, eine „Richtig/Falsch"- oder eine „Dafür/Dagegen"-Frage gestellt bekommen. Es hängt davon ab, aus welchem Blickwinkel wir den jeweiligen Themenkomplex betrachten.

In meinen Yogaausbildungen behandelt ein Seminar das Thema „Yoga Probs - Hilfsmittel in der Yogapraxis". Zu Beginn bekommen die Teilnehmer die Aufgabe, eine Pro-und-kontra-Liste in der Gruppe zu erarbeiten. Sie sollen Argumente für die Verwendung von Hilfsmitteln wie Blöcke oder Gurte finden, aber auch kritische Aspekte hierzu beleuchten.

---

01 B. K. S Iyengar, (1966). *Licht auf Yoga (Light on Yoga)*, O.W. Barth Verlag.

Für die Einbindung von Hilfsmitteln in die Yogapraxis gibt es eine ganze Reihe guter Gründe. Menschen mit Bewegungseinschränkungen, seien es muskuläre Dysbalancen oder Verkürzungen, können durch Hilfsmittel eine Asana ohne Mühe so einnehmen, wie es von der Ausrichtung gedacht ist. Hilfsmittel ermöglichen individuell angepasste Modifikationen, sodass die Haltungen auch über einen längeren Zeitraum schrittweise auf die persönlichen Voraussetzungen abgestimmt werden können. Dadurch werden Frustrationserlebnisse wie „ich bekomme die Hände in der Vorwärtsbeuge einfach nicht auf den Boden", verhindert, denn hier bieten Yogaklötze oder -gurte in der Vorbereitungsphase eine wertvolle Unterstützung.

Hilfsmittel können helfen, bestimmte Körperregionen deutlicher wahrzunehmen, um die Essenz einer Haltung zu erfassen. Du kannst auf diesem Weg die Haltung ganzheitlich erfahren. Als geübter Teilnehmer kannst du durch den gezielten Einsatz von Hilfsmitteln deine Praxis verfeinern und vertiefen. Hilfsmittel erlauben es dir, eine Haltung sehr viel länger einzunehmen und dadurch tiefere Aspekte der Praxis zu erleben. Es gibt noch zahlreiche weitere gute Gründe für den Einsatz von Hilfsmitteln.

Doch sprechen in bestimmten Situationen auch einige Argumente dagegen, Hilfsmittel in die Praxis zu integrieren. Ein Hilfsmittel lenkt auch immer die Aufmerksamkeit für eine Weile nach außen. Das kann geschehen in sehr wahrnehmungsorientierten Stunden, in denen die Aufmerksamkeit auf den Energiefluss gerichtet wird. In einer Flow-Yoga-Stunde kann der Einsatz von Gurten oder Blöcken hinderlich sein oder schlicht zu viel Zeit in Anspruch nehmen und so den Flow unterbrechen.

Wie auch immer, eine geübte und gut vorbereitete Yogalehrerin weiß um die Klippen, die es hier zu umschiffen gibt und integriert dies schon im Vorfeld in die Planung.

Du hältst ein wunderbares und sehr gelungenes Buch in Händen, was dir bei der Vorbereitung deines Unterrichts und auch deiner Eigenpraxis wertvolle Anregungen geben wird. Sara Lyn bietet in ihrem Buch sowohl für Yogalehrende als auch für die eigene Übungspraxis viele Variationen und Inspirationen. Ich hatte die Ehre, die Entstehung dieses Werks von Anfang an aus der Ferne begleiten zu dürfen und lege dieses Buch meinen Ausbildungsschülern,Teilnehmern und auch dir wärmstens an Herz.

Herzlichst

Martina Mittag
Autorin von „Hatha Yoga – das komplette Buch", Meyer und Meyer, 2018.

1
EINFÜHRUNG

Nach acht Jahren als Yogalehrerin, die in den unterschiedlichsten Settings, die unterschiedlichsten Menschen mit den unterschiedlichsten Voraussetzungen unterrichten durfte, stellte ich mir vor der Planung meines ersten eigenen Buches die Frage, welchen Mehrwert ein weiteres Praxisbuch im mittlerweile so großen Yogakosmos haben könnte.

Wenn ich einen Blick in meine eigene Büchersammlung werfe, findet sich dort überwiegend umständlich übersetzte Literatur aus meiner Zeit in Indien, wo ich über einen Zeitraum von drei Jahren meine 200 und 300 Stunden Ausbildungen im Hatha-, Ashtanga- und Vinyasa-Yoga absolvierte. Mir war es enorm wichtig, neben meiner Ausbildung den authentischen Spirit der Yogakultur kennenzulernen.

Meine eigene Yogapraxis begann also nicht bei einem charismatischen Lehrer, der mich durch die Inszenierung von Yogahaltungen, kombiniert mit einer motivierenden Musikauswahl, vom körperlichen Wert des Yoga überzeugte, wie es heute oft in den Studios der westlichen Welt, der Fall ist. Vor dem Hintergrund meiner 17-jährigen Ballettlaufbahn war es zunächst das Pilates, welches mich von der Bühne auf die Matte holte.

Das vor über 100 Jahren von Joseph Hubert Pilates entwickelte Workout fokussiert vor allem die Kräftigung der Körpermitte und nutzt seine spezielle Atemtechnik, um die Tiefenmuskulatur des sogenannten *Powerhouses* zu aktivieren. Viele der dynamisch und wiederholt ausgeführten Übungen sind aus dem Yoga inspiriert und werden unter anderem im Rehasport und in der Physiotherapie eingesetzt, um Gelenke sowie funktional eingeschränkte Körperteile zu unterstützen.

Hilfsmittel wie Bälle, Thera-Bänder® und Faszienrollen kommen zum Einsatz, um das Ansteuern der Tiefenmuskulatur zu erleichtern, die Wirkung der Übungen zu intensivieren und die Ausrichtung des Beckens zu optimieren. Trotz meiner eigenen überzeugten Arbeit als Pilates-Trainerin in Fitnessstudios und Sportvereinen fehlte mir nach einiger Zeit eine andere Tiefe als die des physischen Workouts.

Wie ich Yoga kennenlernte

Auf meine erste achtmonatige Reise nach Asien, die ich mir nach meinem Bachelorstudium leistete, begleitete mich neben der Gymnastikmatte also das erste Yogabuch: ein weniger bekanntes, sehr simpel gehaltenes Werk, das eher durch Zufall in meine Hände geriet und mich mit den wichtigsten Yogaposen des *Hatha-Yoga* vertraut machte, eine Form von Yoga, die den physischen Mehrwert der uralten Philosophie erkennt.

Jeden Morgen übte ich rund zwei Stunden die Haltungen, die dort bildhaft dargestellt wurden und stellte schnell fest, dass neben der körperlichen Herausforderung auch mein Geist fokussiert wurde. Meditation und Endentspannung gehörten zum festen Ablauf meiner morgendlichen Routine und gaben mir ein Gefühl von innerer Zentrierung. Yoga wurde ein wichtiger Anker in meinen Mittzwanzigern – fern vom vertrauten Zuhause.

Nach meiner Rückkehr von der ersten langen Reise stand fest, dass mich der nächste Flug also nach Indien bringen würde. Ich wollte unbedingt mehr über dieses Yoga erfahren. Im südindischen Goa lernte ich in vier Wochen Intensivausbildung die Yogaphilosophie, das Unterrichten und das minimalistische Leben eines Yogis kennen.

Zurück im hektischen Hamburg begann ich, so viel zu unterrichten, wie ich konnte. Das Weitergeben der Yogalehre in Kombination mit meinem eigenen Verständnis für Körper und Geist wurde zu meiner Herzensangelegenheit, zu meiner Berufung und acht Jahre später zum Antrieb, um dieses Buch zu schreiben.

„Yoga ist die Reise zurück zu uns selbst."

Schon in der Kindheit und während der Schulzeit hatten Bücher eine besondere Wirkung auf mich. In Worten und durch Illustrationen vermitteltes Wissen ist ein wertvolles Mittel, um Inhalte universal weiterzugeben.

Genau diesen Anspruch habe ich also beim Verfassen dieses Werks: mein Wissen in Bezug auf die Anwendung von Yogahaltungen im Zusammenhang mit Hilfsmitteln möglichst einfach und präzise darzustellen, um sie als zeitloses Werk für Yogapraktizierende und -unterrichtende zu schaffen. Ich bin der Überzeugung, dass wir alle gleichermaßen Schüler und Lehrer sind.

„Wir alle sind gleichermaßen Schüler und Lehrer."

Intention des Buchs

Yoga ist ein Weg zu mehr körperlichem und geistigem Bewusstsein. Wenn wir alle imstande sind, unser eigenes Befinden zu erkennen, kann das eine enorme Wirkung auf die körperliche und geistige Gesundheit haben. Jeder sollte in der Lage sein, diesen Weg zu gehen, ungehindert durch das Alter, körperliche Einschränkungen oder andere äußere Umstände.

Meine Intention ist es, jeden dort abzuholen, wo er in seiner Praxis steht, und als Hilfestellung auf dem individuellen Yogaweg zu begleiten.

„Yoga ist ein Weg zu mehr körperlichem und geistigem Bewusstsein."

Um offen zu sein für die Erfahrungen, die wir auf dem Weg sammeln können, ist die Flexibilität des Geistes wichtiger als die Beweglichkeit des Körpers. Im Hatha-Yoga wird der physische Körper instrumentalisiert, um dem spirituellen Kern näher zu kommen.

Ursprünglich wurden die Yogaposen entwickelt, um die Hüften und die Wirbelsäule für die Meditationspraxis vorzubereiten. Der Körper gilt als Tempel der Seele, der rein und gesund erhalten werden muss, damit wir weiterwachsen können. Laut Yoga ist der Geist erst in der Meditation imstande, zur Ruhe zu kommen und sich der höheren Entwicklung zu widmen.

Voraussetzungen dafür sind neben geistiger Fokussierung, die durch den Atem gelehrt wird, ein gesunder und schmerzfreier Körper. Ziel dieses Buchs ist es, die Yogahaltungen aus dem Hatha-Yoga für jeden zugänglich zu machen, um - ob im spirituellen oder rein alltäglichen Bewusstsein - zu einem unbeschwerten Leben beizutragen.

„Geistige Flexibilität ist wichtiger als die Beweglichkeit des Körpers."

2 YOGA Philosophie

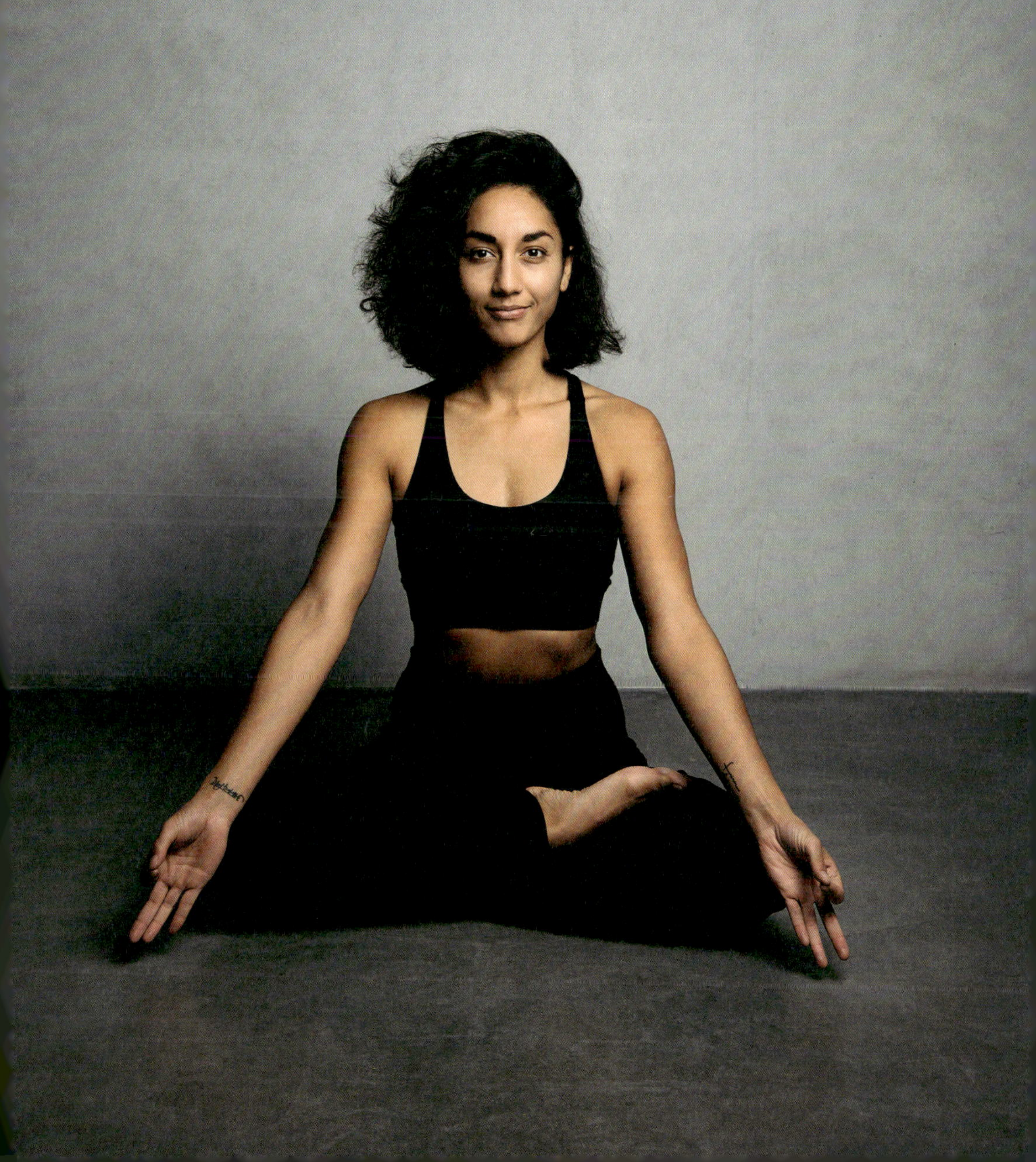

Yoga bedeutet *Einheit*. Erst wenn Körper und Geist im Einklang sind, erkennen wir unser wahres Selbst unabhängig von Materie, Gedanken und Emotionen. Der Yogaweg lehrt uns, die Hindernisse zu überwinden, die uns von der Selbstverwirklichung ablenken und sich in körperlicher und geistiger Unausgeglichenheit ausdrücken.

Pantanjali, einer der bedeutsamen Pioniere des Yoga, brachte seine Erkenntnisse vor rund 2.000 Jahren zu Papier. In seinen *Yogasutras* stellt er den achtgliedrigen Weg des *Ashtanga-Yoga* dar, der bis heute als Standardleitfaden für Yogalehrer und -schüler weltweit gilt.

Die ersten zwei Stufen des Yogawegs nach Pantanjali gelten als Moralkodex und allgemeine Verhaltensweisen im Umgang mit sich selbst und seinen Mitmenschen. Die *Yamas* und *Niyamas* sind die Grundlage für spirituelle Weiterentwicklung auf unserem individuellen Lebensweg.

Pantanjali setzt eine gewaltfreie, aufrichtige und reinliche Lebensführung voraus, um sich den weiteren Stufen auf dem Weg des Yoga zu widmen. Dieser besteht aus *Asana* (Yogahaltungen), *Pranayama* (Atemkontrolle), *Pratyahara* (Rückzug der Sinne), *Dharana* (Konzentration), *Dhyana* (Meditation) und schließlich *Samadhi* (Erleuchtung).

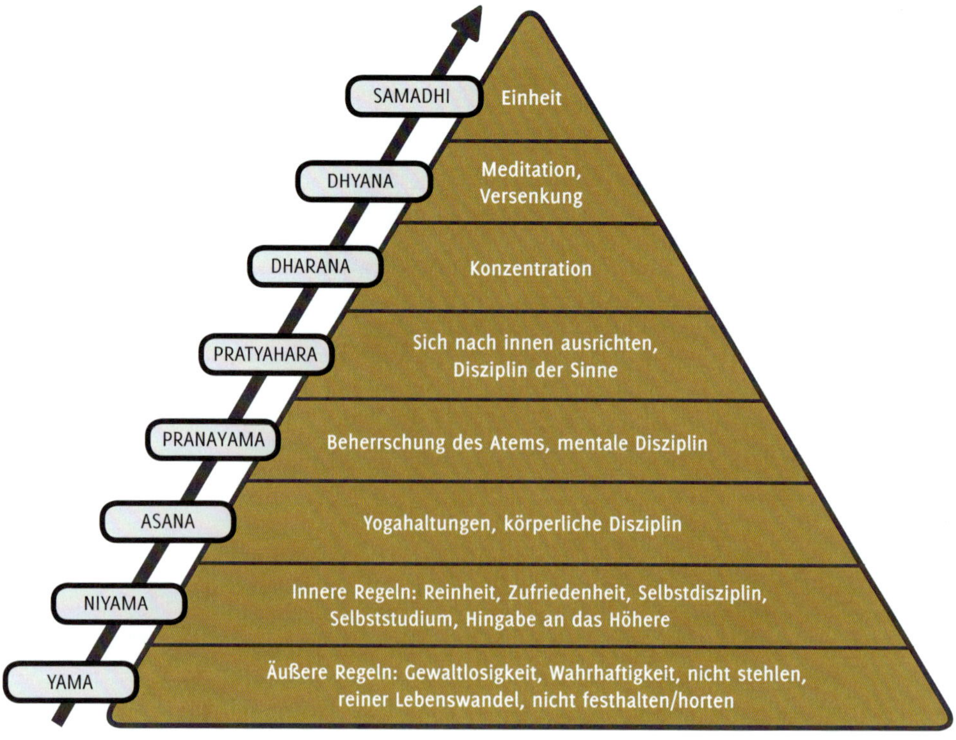

Der achtgliedrige Weg des Patanjali (modifiziert nach Mittag, 2018, S. 35)

Im letzten Kapitel der *Yogasutras* beschreibt Pantanjali die *Vyadhi* (körperlichen Leiden), die sich auch auf psychischer und emotionaler Ebene äußern. Bis heute ist die Linderung körperlicher Beschwerden der Hauptgrund für die westliche Welt, Yoga zu praktizieren. Doch auch das seelische Befinden des Yogis kann sich verbessern.

Das vegetative Nervensystem, welches die nicht bewussten Körperfunktionen, wie z. B. Entspannungs- und Stresszustände des Körpers, reguliert, wird durch die Kombination von bewusster Atmung und Bewegung in der Yogapraxis angesprochen. Durch diese Kombination wirkt Yoga stärker auf das Zusammenspiel von Körper und Psyche als die meisten Sportarten.

Mittlerweile weiß die Forschung, dass Nervenstrukturen anpassbar sind und wir durch die Bewegungs- und Meditationspraxis neue Verbindungen im Nervensystem kreieren und destruktive Aktivierungsmuster überschreiben können. Diese Fähigkeit wird *Neuroplastizität* genannt und im Yoga durch Meditation und Achtsamkeitsübungen geschult.

Durch das bewusste Erkennen unserer Gedanken-, Bewegungs- und Handlungsmuster können wir konstruktive Anteile erhalten oder verbessern und andere gegebenenfalls ablegen bzw. neu formen.

„Der Körper ist der Tempel unserer Seele."

B. K. S. Iyengar

Auf der Yogamatte lernt der Übende den bewussten Umgang mit sich selbst und schafft einen Raum, in dem er sich von Äußerlichkeiten, wie existenziellen Sorgen, emotionalen Ängsten oder wirtschaftlichen Faktoren, befreien kann, die Stress auf das System ausüben. Natürlich kann Yoga nicht das beeinflussen, was im Außen geschieht, aber zumindest füllt es unsere dadurch erschöpften Energiereserven wieder auf, und gibt jedem einzelnen Übenden die Kraft, sie auf positive Weise zurück nach außen zu strahlen.

So kann gutes *Karma* (gute Handlungen) erzeugt und weitergegeben werden. Der Kreis schließt sich und erinnert uns an die ursprüngliche Erkenntnis, dass alles miteinander verbunden ist. Diese Verbundenheit wird schon in der Wortherkunft deutlich: Yoga kommt aus dem Sanskrit und bedeutet so viel wie *Einheit*.

Yogaanatomie – die Koshas

Die yogische Anatomie unterteilt den menschlichen Körper in fünf Hüllen, die sogenannten *Koshas*, und geht davon aus, dass der spirituelle Kern von diesen Schichten umgeben ist. Die Yoga-Asanas beziehen sich in erster Linie auf die äußerste Schicht, *Annamaya Kosha* (anatomische Hülle).

Durch die Kontrolle des Atems im Pranayama können wir *Pranamaya Kosha* (feinstoffliche Hülle) stimulieren sowie mit der Meditation die Denkhülle - *Manomaya Kosha*. Die vierte Hülle, *Vijnanamaya Kosha* (Intelligenzhülle), wird durch die Auseinandersetzung mit spirituellen Schriften berührt und führt uns schlussendlich zu der Erkenntnis der *Anandamaya Kosha* - der Seligkeitshülle.

Schafft der Yogi es durch beharrliche Praxis, alle Hüllen zu durchdringen, verschmelzen die unterschiedlichen Ebenen miteinander und man gelangt zum Gefühl von Einheit. So gesehen, können auf dem Weg des Yoga die Asanas der erste Schritt vom Körper- zum Seelenbewusstsein sein.

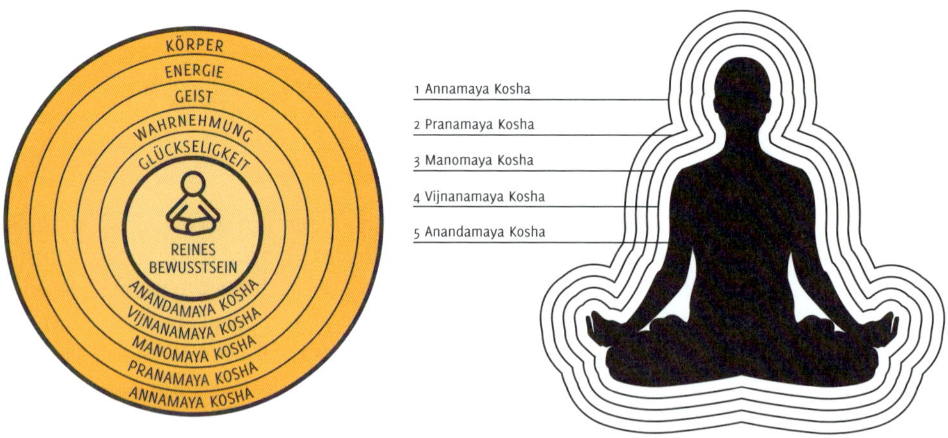

Das Koshamodell und die fünf Hüllen

Prana und Chakras

Ziel des Hatha-Yoga ist es also, den Körper für die spirituelle Entwicklung zu instrumentalisieren. Die Asanas, die wir auf der Yogamatte einnehmen, zielen darauf ab, die Muskulatur und Gelenke stark und beweglich zu halten. Nur wer einen gesunden Körper pflegt, kann sich ohne körperliche Beschwerden dem spirituellen Wachstum widmen.

Prana, die Lebensenergie, kann frei fließen, wenn physische Blockaden gelöst sind, und der Körper entspannt ist. Dieses körperliche Wohlbefinden kann uns darüber hinaus zur Verbindung mit dem Höheren verhelfen, wenn wir in der Meditation den Atem fokussieren und in den Zustand geistiger Konzentration geraten.

Den Hauptangelpunkt bildet dabei die Wirbelsäule. Laut yogischer Anatomie erstrecken sich entlang unserer Körpermitte die sieben Hauptenergiezentren, die sogenannten *Chakras*. Um Blockaden in den Chakren zu lösen und sie mit Prana versorgen zu können, ist es besonders wichtig, die Wirbelsäule während der Meditation aufrecht zu halten.

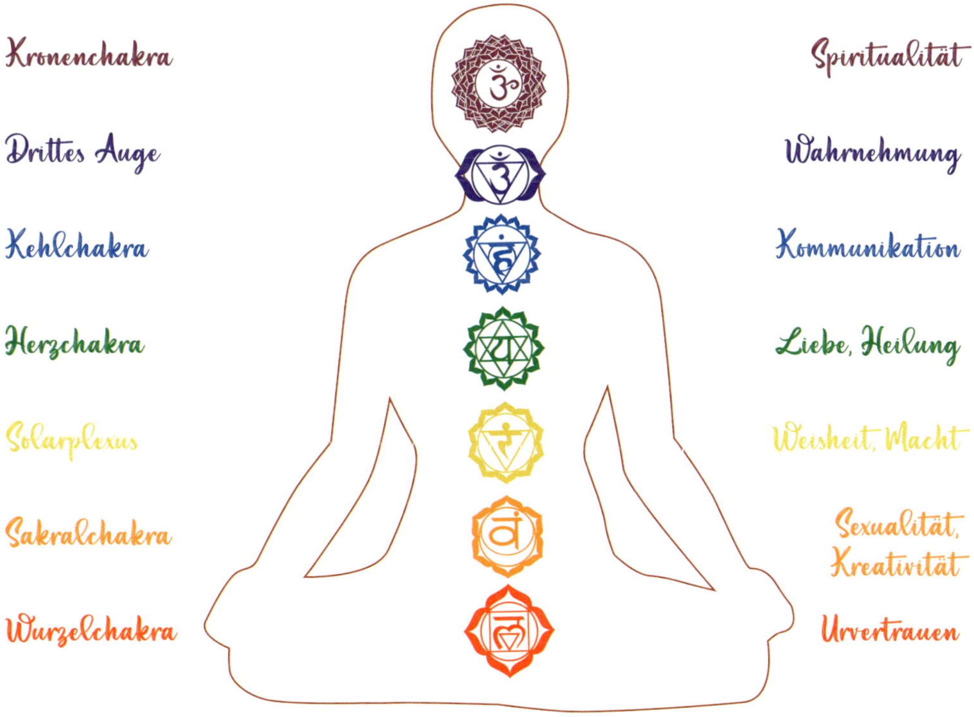
Kronenchakra
Spiritualität
Drittes Auge
Wahrnehmung
Kehlchakra
Kommunikation
Herzchakra
Liebe, Heilung
Solarplexus
Weisheit, Macht
Sakralchakra
Sexualität, Kreativität
Wurzelchakra
Urvertrauen

Die sieben Hauptenergiezentren: Die Chakras

Wer schon über längere Zeit im Meditationssitz verweilt hat, weiß, wie anspruchsvoll es ist, die Wirbelsäule aufrecht zu halten. Hatha-Yoga strebt neben der Kräftigung tief liegender Rumpfmuskulatur die Öffnung der Hüften an, sodass der Körper eines Yogis auch in der langen Meditation entspannt bleibt.

Um die unterschiedlichen Chakren zu erreichen, können neben der Meditation auch gezielt Asanas eingenommen werden, die sich einer bestimmten Körperregion widmen. Hüftöffner stimulieren automatisch die beiden untersten Chakren: das *Wurzel- und Sakralchakra*, die für unser Urvertrauen sowie die Fortpflanzung, Sinnlichkeit und Schöpferkraft stehen.

Drehhaltungen und Twists steuern das feurige *Nabelchakra* in der Körpermitte an - unser Powerhouse, das wir für Willenskraft, Disziplin und Transformation benötigen.

Rückbeugen hingegen machen den Weg zum *Herz- und Kehlchakra* frei, die Zentren für Liebe, Mitgefühl und Kommunikation. Stehende Vorbeugen und Umkehrhaltungen, wie der Kopfstand, lenken die Aufmerksamkeit in die beiden oberen Chakren - das *dritte Auge* und das *Kronenchakra*, die das Tor zu uns selbst und zum kosmischen Bewusstsein öffnen sollen.

Der Wechsel zwischen Vor- und Rückbeugen, wie beispielsweise in den klassischen Sonnengrüßen, sorgt für die Beweglichkeit der Wirbelsäule und wirkt sich positiv auf das harmonische Zusammenspiel aller Chakren aus.

3
YOGA Anatomie

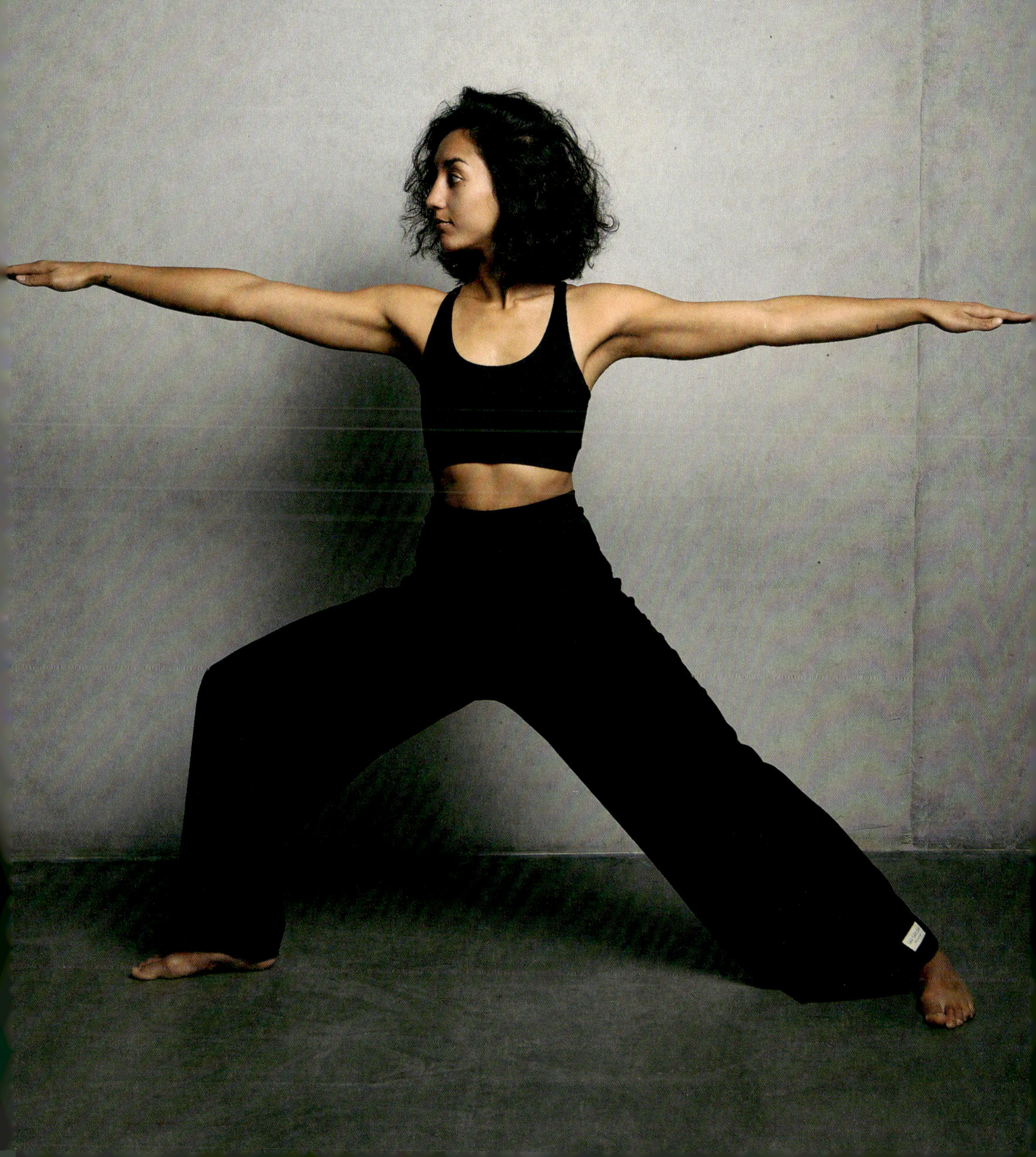

Medizinische Anatomie im Hatha-Yoga

Hüftöffner

Das Hüftgelenk setzt sich aus dem Oberschenkelknochen und der jeweiligen Beckenschaufel derselben Seite zusammen. Sie bilden ein Kugelgelenk, wobei der Oberschenkelkopf mit der Hüftpfanne des Beckens interagiert. Die kugelförmige Konstruktion ermöglicht dem Oberschenkel einen großen Bewegungsradius, weshalb wir unsere Beine in alle Richtungen bewegen können.

Eine der wichtigsten Muskelgruppen, die wir zur Bewegung der Hüfte benötigen, ist unter dem Begriff **Hüftbeugermuskeln** zusammengefasst. Der Haupthüftbeuger, der *Iliopsoas (häufig nur Psoas abgekürzt), verbindet* die unteren Extremitäten mit der Lendenwirbelsäule und ermöglicht uns die Aufrichtung über das Becken im Sitzen, Stehen als auch im Gehen.

In stehenden Yogahaltungen, beispielsweise den *Kriegern I-III*, wird der Psoas sowohl gekräftigt als auch gestreckt. Passive Hüftöffner, wie der *liegende Schmetterling* (S. 160) oder die *unterstützte Schulterbrücke* (S. 104), zielen auf die Dehnung der Oberschenkel- und Hüftmuskulatur ab.

Der Psoas steht über seine fasziale Struktur in einer direkten Verbindung zum Zwerchfell. Sind wir gestresst oder neigen zu einer flachen Atmung, kann die Hüftmuskulatur verspannen. Nicht umsonst wird im Yoga die Hüfte als physisches Manifest unserer Emotionen bezeichnet. Im Yin-Yoga können durch lange gehaltene Dehnungen emotionale Blockaden in diesem Bereich gelöst werden.

Ein viel kleinerer Muskel, der Thema vieler Yogahaltungen ist, nennt sich *Piriformis*. Ist dieser verkürzt, kann er sich auf schmerzhafte Weise im direkt darunter verlaufenden Ischiasnerv bemerkbar machen. Viele der tiefen Hüftöffner widmen sich diesem birnenförmigen Muskel unterhalb des Gesäßes und können sich lindernd bei Beschwerden im unteren Rücken auswirken.

Doch die Öffnung der Hüften ist nicht nur für die Beweglichkeit wichtig, sondern auch für eine gerade, aufrechte Haltung des Beckens. Ein ausgeglichenes Training der Hüft- und Beinmuskulatur trägt zur Zentrierung des Hüftgelenks bei. Ein nach vorn oder hinten gekipptes Becken übt Belastung auf die Bandscheiben aus und sollte daher durch die bewusste Ausrichtung in den Yogahaltungen korrigiert werden.

Die Unterstützung von Yogaklötzen in stehenden Asanas begünstigt eine gerade Aufrichtung und hilft auch bei eingeschränktem Bewegungsspielraum der Hüftgelenke, in den tiefen Hüftöffnerpositionen zu arbeiten.

Auch wenn das Hüftgelenk generell zu den beweglichsten des Körpers gehört, gibt es von Skelett zu Skelett immense anatomische Unterschiede. So wird es bei noch so viel Übung nicht für jeden möglich sein, bestimmte Yogaposen, wie z. B. den Lotussitz, einzunehmen. Die Verwendung von Hilfsmitteln kann für weniger gelenkige Hüften jedoch einen bedeutsamen Unterschied machen.

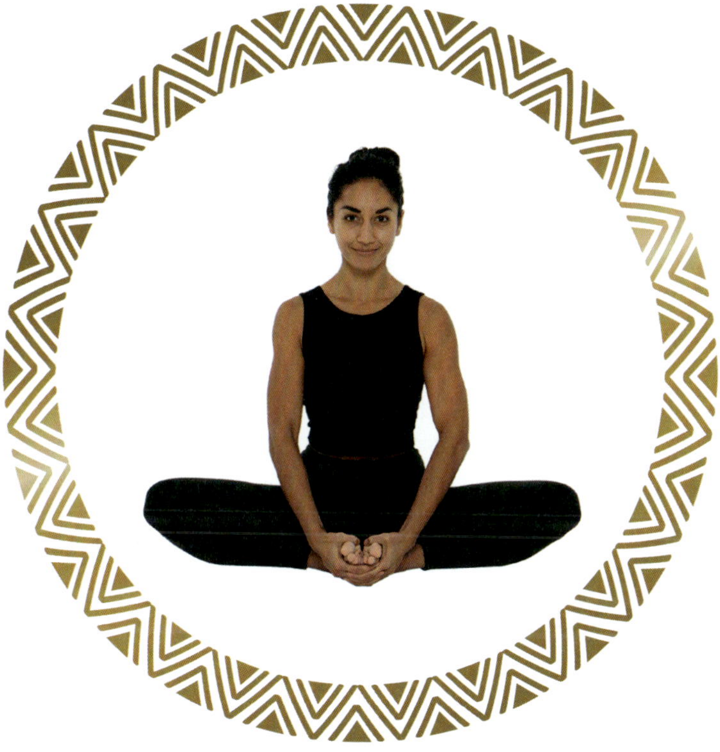

Vorbeugen

Allgemein gilt: In den Yogavorbeugen wird die Körperrückseite verlängert. Stehend, wie z. B. in *Uttanasana* (S. 42), wirkt die Öffnung auf die gesamte rückwärtige fasziale Kette von der Fußsohle bis zum Hinterkopf. Sitzende Vorbeugen dagegen konzentrieren sich eher noch auf die Dehnung des Rückens und eventuell der Beinrückseite. Vorbeugen wirken außerdem beruhigend auf das vegetative Nervensystem und helfen uns im wahrsten Sinne des Wortes dabei, den Geist zu beruhigen.

Vorbeugen werden von vielen als Maßstab körperlicher Beweglichkeit gesehen. Auf geistiger Ebene lehren sie uns allerdings, Geduld zu üben und die eigenen körperlichen Grenzen zu akzeptieren. Ruhiges Atmen und vor allem eine vertiefte Ausatmung sind hier von besonders großer Bedeutung, denn laut Yogalehre ermöglichen sie uns das körperliche und mentale Loslassen alter Strukturen. Dies bringt uns mit der Zeit tiefer in die Asana und in einen Zustand geistiger Gelassenheit.

Im Rückzug der Vorbeuge haben wir die Möglichkeit, in Verbindung mit uns selbst zu kommen, ohne dabei von Äußerlichkeiten abgelenkt zu werden. Je tiefer die Vorbeuge ist, desto intensiver ist der Effekt auf das ganze System.

Berühren Oberschenkel und Bauch sich, wie in *Pashimottanasana* (S. 137), werden durch die Bewegung des Atems und den zusätzlichen Gegendruck von außen die Bauchorgane intensiv stimuliert, welches einen positiven Effekt auf die Verdauung hat.

Der Einsatz von Hilfsmitteln ermöglicht es auch, bei eingeschränkter Beweglichkeit den ganzheitlichen Nutzen von Vorbeugen zu erfahren.

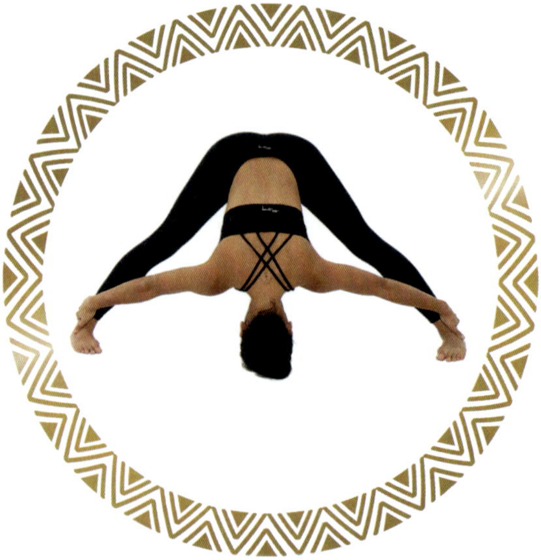

Rückbeugen

Als Kontrast zu den Vorbeugen gelten Rückbeugen als Stimulator des sympathischen Nervensystems - der Teil des vegetativen Nervensystems, der für körperliche Leistungsfähigkeit zuständig ist und auch im sogenannten *Fight-und-Flight-Modus* (Flucht oder Kampf) aktiv wird. Rückbeugen haben daher einen sehr belebenden Effekt auf den Geist und können gegen Lethargie, depressive Verstimmungen und Müdigkeit wirken.

Die Rückenmuskulatur wird gekräftigt und vermittelt ein Gefühl von physischer Stärke. Die Streckung der Körpervorderseite öffnet den Brustkorb und die Atemräume, wodurch die Organe besser mit Sauerstoff versorgt werden. Ganz besonders zum Vorteil der Lungen- und Herzmuskelfunktion. Durch das regelmäßige und achtsame Üben von Rückbeugen wird der Rumpf insgesamt beweglicher.

Tiefe Rückbeugen wie *Chakrasana* - das Rad (S. 104) setzen eine korrekte Ausführung und sorgfältige Vorbereitung voraus. Fehlt beispielsweise die Kraft in den Schultern, können Yogaklötze als wertvolle Unterstützung dienen. Hat man die geistige Herausforderung, in die Haltung zu gelangen erst einmal überwunden, macht sich der Effekt unmittelbar bemerkbar.

Leider neigen viele Menschen durch einseitige Bewegungs- und Haltungsmuster am Schreibtisch zu einer übermäßig nach vorne gekrümmten Brustwirbelsäule (Hyperkyphose). Seit Kultivierung des Smartphones tendieren bereits junge Menschen zu Fehlstellungen, die durch das Praktizieren von Rückbeugen ausgeglichen werden können.

Der vertiefte Atem, der durch die sogenannten *Herzöffner* begünstigt wird, vermittelt dem System ein Gefühl von Freiheit. Wir kommen raus aus dem Gefühl von Beengung und öffnen uns der Welt frei von Ängsten und Beklemmungen.

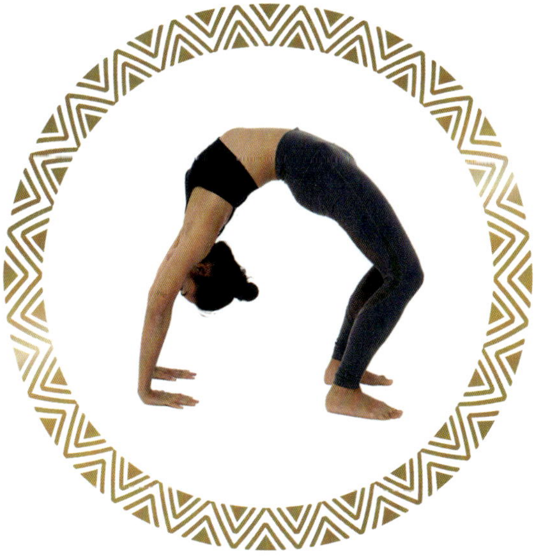

Drehhaltungen

Durch das Bewegen der Wirbelsäule in den vorhergehenden Vor- und Rückbeugen ist der Rücken vorbereitet für intensive Drehungen. Je nach Intensität der Asana haben Twists einen befreienden Effekt: Blockaden in der Brustwirbelsäule können in passiveren Haltungen, wie *Jathara Parivartanasana* (S.168), gelöst werden und sehr wohltuend bei Rückenschmerzen wirken, während aktive Twists, die viel mehr aus der Körpermitte entstehen, die Entgiftungsfunktion der Verdauungsorgane in Zusammenarbeit mit der Atmung stimulieren.

Eine vertiefte Atmung in Drehhaltungen funktioniert wie eine Massage der inneren Organe (z. B. der Leber auf der rechten Seite) und regt nach dem Lösen der entsprechenden Pose eine Mehrdurchblutung an. Dies äußert sich mit einem Gefühl von physischer und geistiger Klarheit; Yoga-Twists werden also zur Vitalität und Reinigung des gesamten Systems geübt.

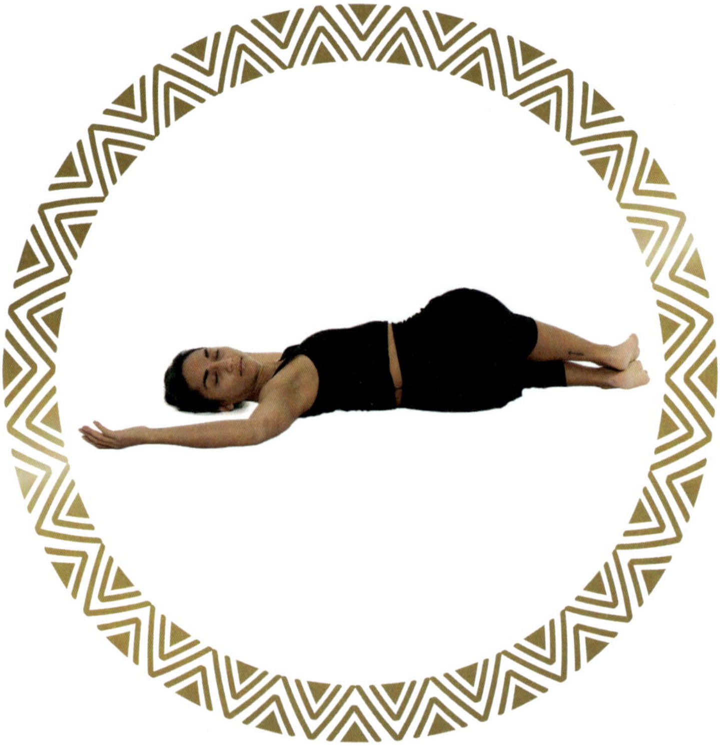

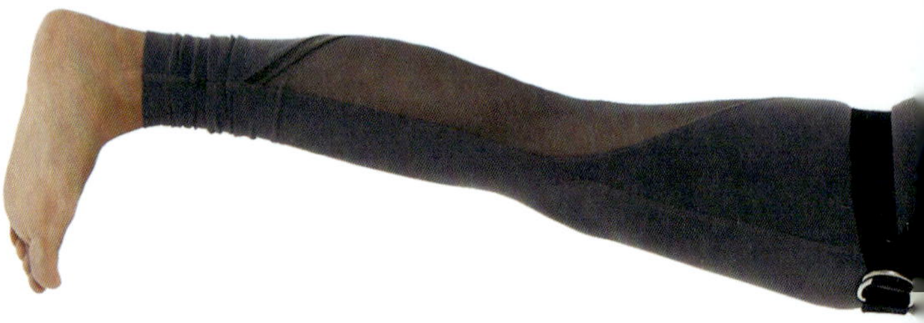

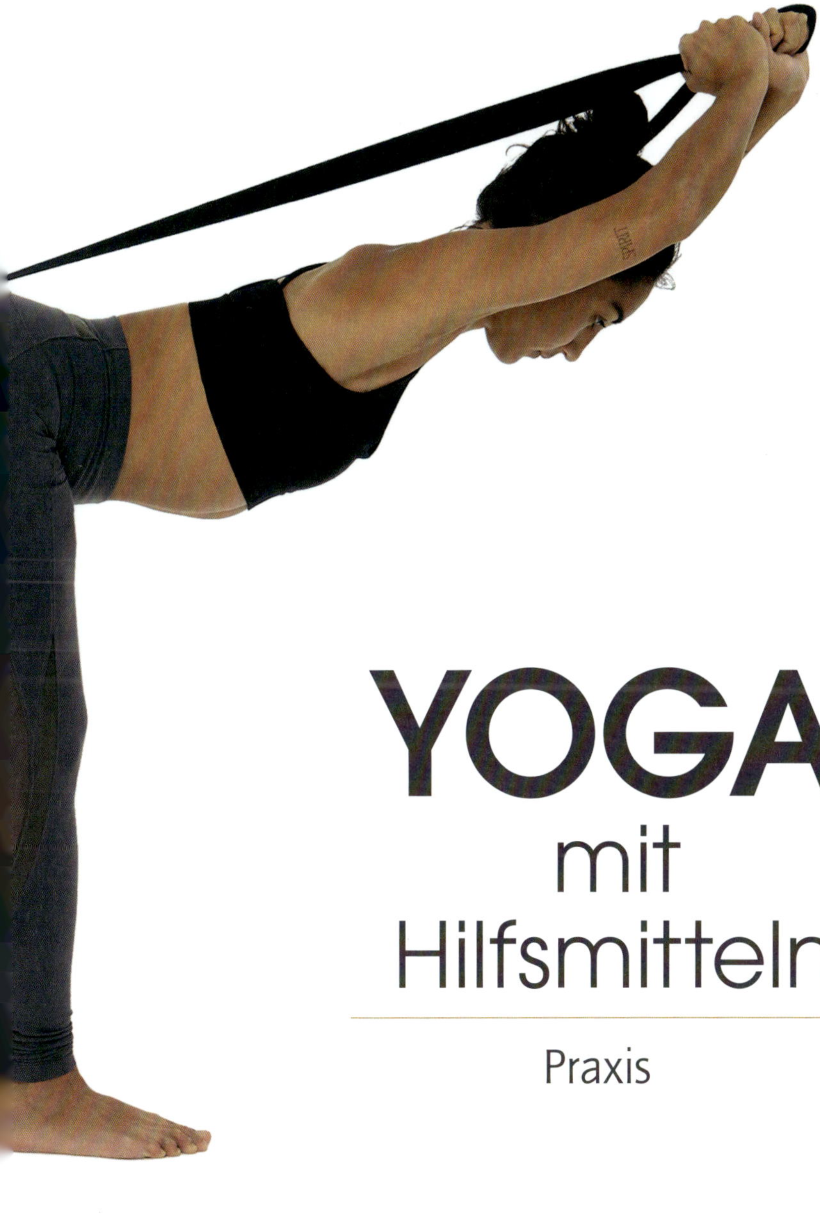

YOGA mit Hilfsmitteln

Praxis

„Yoga stärkt die Verbindung von geistiger und körperlicher Ebene und stellt somit ein Gefühl der inneren und äußeren Ausgeglichenheit her. Wenn wir diese Ausrichtung erlangen, befindet sich jede Zelle und Faser unseres Körpers in vollkommener Harmonie."

B. K. S. Iyengar

Pionier im Einsatz von Hilfsmitteln im Yoga war **B. K. S. Iyengar** (1918-2014). Getrieben von Armut und körperlichen Beschwerden, nahm der damals jugendliche Inder die Einladung seines Schwagers an, in seiner Yogaschule unterrichtet zu werden.

Im südindischen Mysore der 1930er-Jahre wurden die besten Schüler des legendären Gurus Krishnamarcharya zur Aufführung ihrer Yoga-Asanas ausgebildet. Haltung, Disziplin und Beharrlichkeit prägten seine Schüler und die Yogapraxis folgender Generationen nachhaltig.

Iyengar erkannte darüber hinaus aber, wie kontraproduktiv sich falsch oder unvorbereitete Asanas auf Körper und Geist auswirken können. Er machte es zu seiner Lebensaufgabe, die Yogahaltungen vom Ansatz bis in ihre Tiefe zu studieren und eine Methode zu entwickeln, die es jedem ermöglichen sollte, die Vorzüge des Hatha-Yoga zu erleben.

Seine Vision war es, jedem Schüler mit seinen individuellen Fähigkeiten die Möglichkeit zu geben, in den Zustand der einheitlichen Harmonie zu gelangen - ohne dabei Fehlbelastungen oder Verletzungen zu riskieren. Unter seiner Anleitung kamen zum ersten Mal Yogahilfsmittel wie Holzblöcke, Gurte und Seile zum Einsatz.

Einsatz der Hilfsmittel in diesem Buch

Mittlerweile gelten viele der yogischen Theorien über den menschlichen Körper als überholt und sind auf den modernen Körper nur begrenzt übertragbar. Intention dieses Buchs ist es, nicht den Körper in eine Haltung zu zwingen, die für die eigene Anatomie nicht stimmig ist. Die Standardhilfsmittel, die im Yogaunterricht Verwendung finden, sollen für die präzise Ausrichtung und eine möglichst effektive Yogapraxis genutzt werden.

Die Auswahl der Haltungen und ihrer Varianten mit den Hilfsmitteln basiert auf meiner langjährigen Erfahrung als Yogalehrerin und soll anderen Lehrenden positive Impulse für ihren Unterricht geben sowie Neueinsteigern die Möglichkeit bieten, ihre Yogapraxis auf den eigenen Körper abzustimmen.

In Zusammenarbeit mit der Physiotherapeutin Maike Lüders und dem Osteopathen, Yoga- und Movementlehrer und Physiotherapeuten Cornelius Feist wurden darüber hinaus wichtige Erkenntnisse über die ganzheitliche Anatomie des menschlichen Körpers berücksichtigt. Dies betrifft neben Muskulatur, Faszien und Gelenken auch das Nervensystem und die Organe.

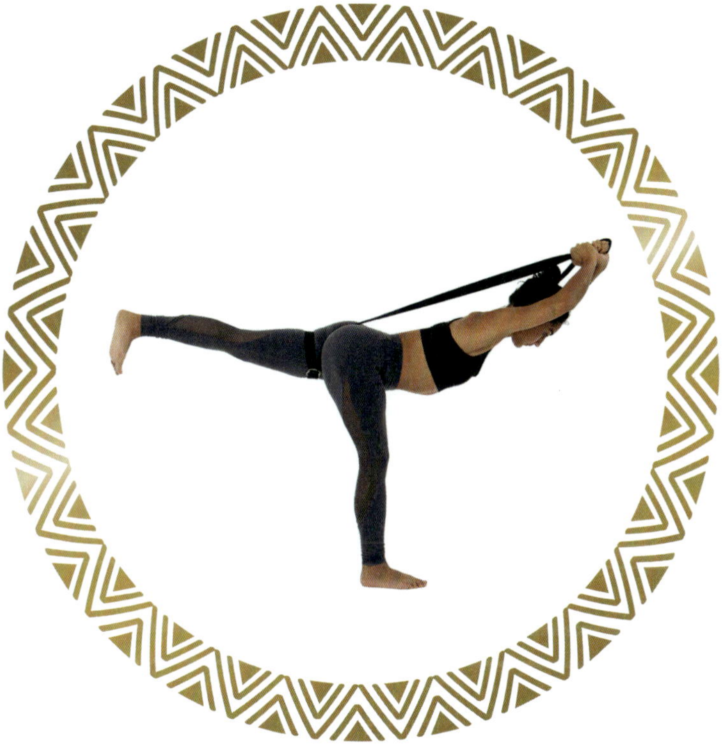

Der Yogaklotz

Der Yogaklotz wird bereits seit mehreren Jahrzehnten in der modernen Yogapraxis eingesetzt. Ursprünglich aus Holz, bildete er schon zu Zeiten von B. K. S. Iyengar eine solide Unterstützung zur Verfeinerung, aber auch zur Modifizierung von Standhaltungen. Dies kommt vor allem Neueinsteigern oder bewegungseingeschränkten Yogis zugute.

Beispielsweise zum Abstellen der Hand am Boden in *Parsvakonasana* - dem seitlichen Winkel oder dem Dreieck *Trikonasana* (S. 72). In vorbeugenden Sitzhaltungen dient er zumeist der vertieften Hüftdehnung, oder zur Aktivierung der tiefen Rumpfmuskulatur, wie beispielsweise in *Navasana* - der Boothaltung (S. 101).

Neuartige Yogaformen, wie Power- oder Core-Yoga, nehmen sich der Kräftigung der tief liegenden Bauchmuskeln an. Hier dient der Klotz als aktivierende Hilfe für den Beckenboden und für den *M. transversus abdominis*, beispielsweise wenn der Klotz zwischen die Oberschenkel geklemmt und dort unter Muskelaktivität gehalten wird.

Diese Technik kann auch in andere Haltungen, wie *Uttkatasana* (Stuhlhaltung), übertragen werden, um dort den Schwerpunkt auf die Körpermitte zu legen. Auch als Zusatzgewicht für Hände oder Beine kann der Yogablock im Sinne des Krafttrainings genutzt werden.

Neben der Modifizierung und Aktivierung findet der Klotz im Yin-Yoga seinen Nutzen für das Entspannen in den Haltungen. Im Yin-Yoga werden mehr oder weniger passive Yogahaltungen für 3-5 Minuten eingenommen. So kann der Atem tiefer fließen und auf den Parasympathikus wirken, den Teil des vegetativen Nervensystems, der vor allem für die Regeneration und Entspannung zuständig ist.

Hier ist es beispielsweise nicht unüblich, einen oder zwei Klötze als Unterlage für den Körper zu nutzen, die eine erhöhte Position des Brustkorbs ermöglichen. So wird der Übende vollkommen in der Pose gehalten und kann eine Rückbeuge ganz ohne Kraftaufwand einnehmen. Anstatt sich auf die Aktivierung der Muskulatur und Gelenke konzentrieren zu müssen, kann er sich vollkommen dem Atem widmen.

Mittlerweile gibt es Yogaklötze aus Schaumstoff, die durch ihr leichtes und weiches Material für bestimmte Zwecke geeigneter sein mögen. Für die Übungen in diesem Buch empfehle ich einen Yogaklotz aus Kork, ein nachhaltiges Naturmaterial, das nicht so hart und schwer wie Holz, aber robuster als ein Klotz aus Schaumstoff ist.

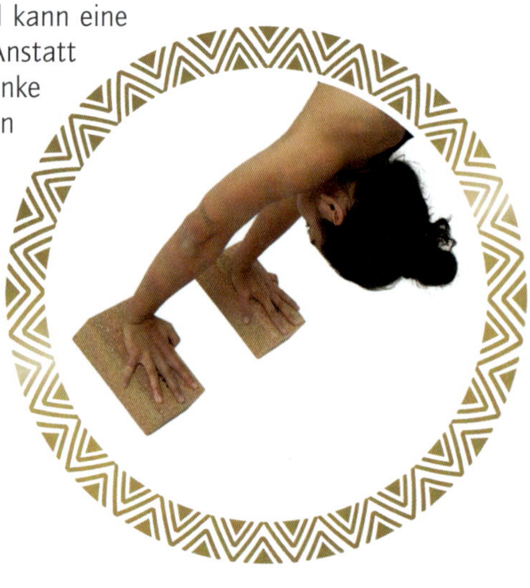

Der Yogagurt

Ein ebenfalls beliebtes Hilfsmittel, das sowohl in stehenden als auch in sitzenden und liegenden Haltungen eingesetzt wird, ist der Yogagurt. Bei versteiften Schultern kann er zur Öffnung des Brustkorbs dienen. In einigen Haltungen macht dies besonders für Menschen mit kurzen Armen oder verkürzter Brustmuskulatur einen erheblichen Unterschied.

Der Praktizierende muss beim Halten des Gurts kontinuierlich die Muskelspannung halten. Dies bezweckt einen aktiven Stretch, da die Muskulatur unter Spannung gestärkt und gleichzeitig verlängert wird. Dadurch wird die gelenknahe Muskulatur gleichermaßen gestreckt und gekräftigt.

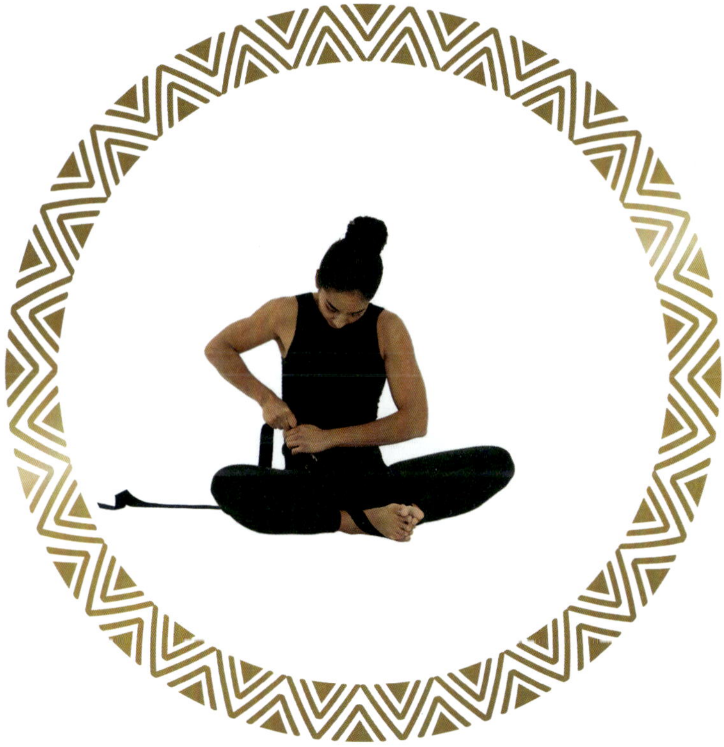

Gerade bei der Anleitung von Stundenbildern mit dem Gurt ist es sinnvoll, den Schülern zu vermitteln, wo die Gurtschnalle in welcher Haltung sitzt.

Das Yoga-Bolster

Das Yoga-Bolster dient in erster Linie der Entlastung in passiven Yogahaltungen. Vor allem im Yin- oder Restorativen Yoga (dort werden entspannte Yogahaltungen zwischen 5 und 20 Minuten eingenommen) kommt das rollenartige Kissen zum Einsatz, um dem Übenden die muskuläre Haltekraft abzunehmen.

Dies kann sowohl in Rückbeugen (z. B. der *liegende Schmetterling* S. 160) als auch in Vorbeugen (z. B. weite Grätsche S. 127) sehr entlastend auf die Wirbelsäule wirken.

Intention ist es, das gesamte Körpergewicht auf dem Bolster abzulegen, ohne dass das Kissen seine Form verliert. Die meisten Füllungen bestehen daher aus Dinkel oder Kapok. 60 x 30 x 15 Zentimeter eignet sich für die meisten Zwecke, unabhängig von der Körpergröße.

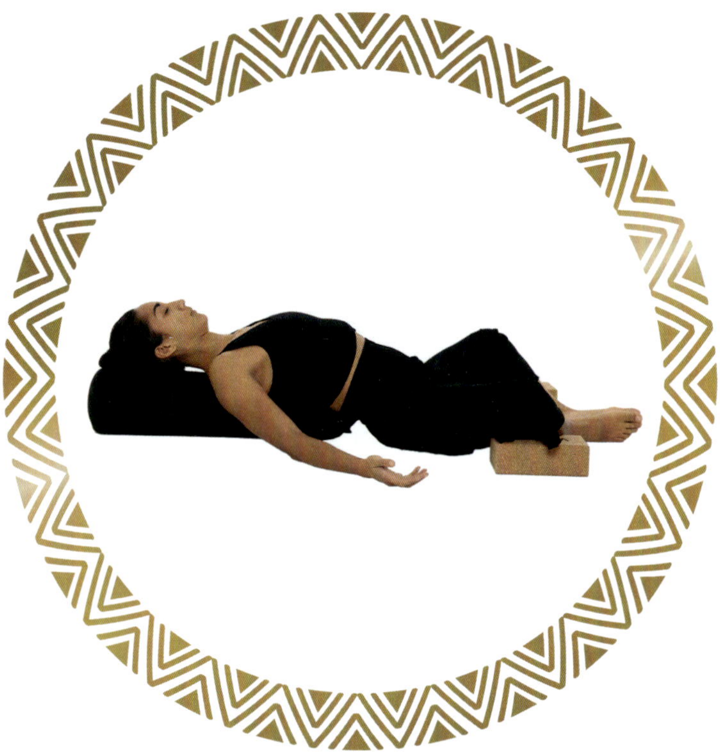

4 KRAFT
& Ausrichtung

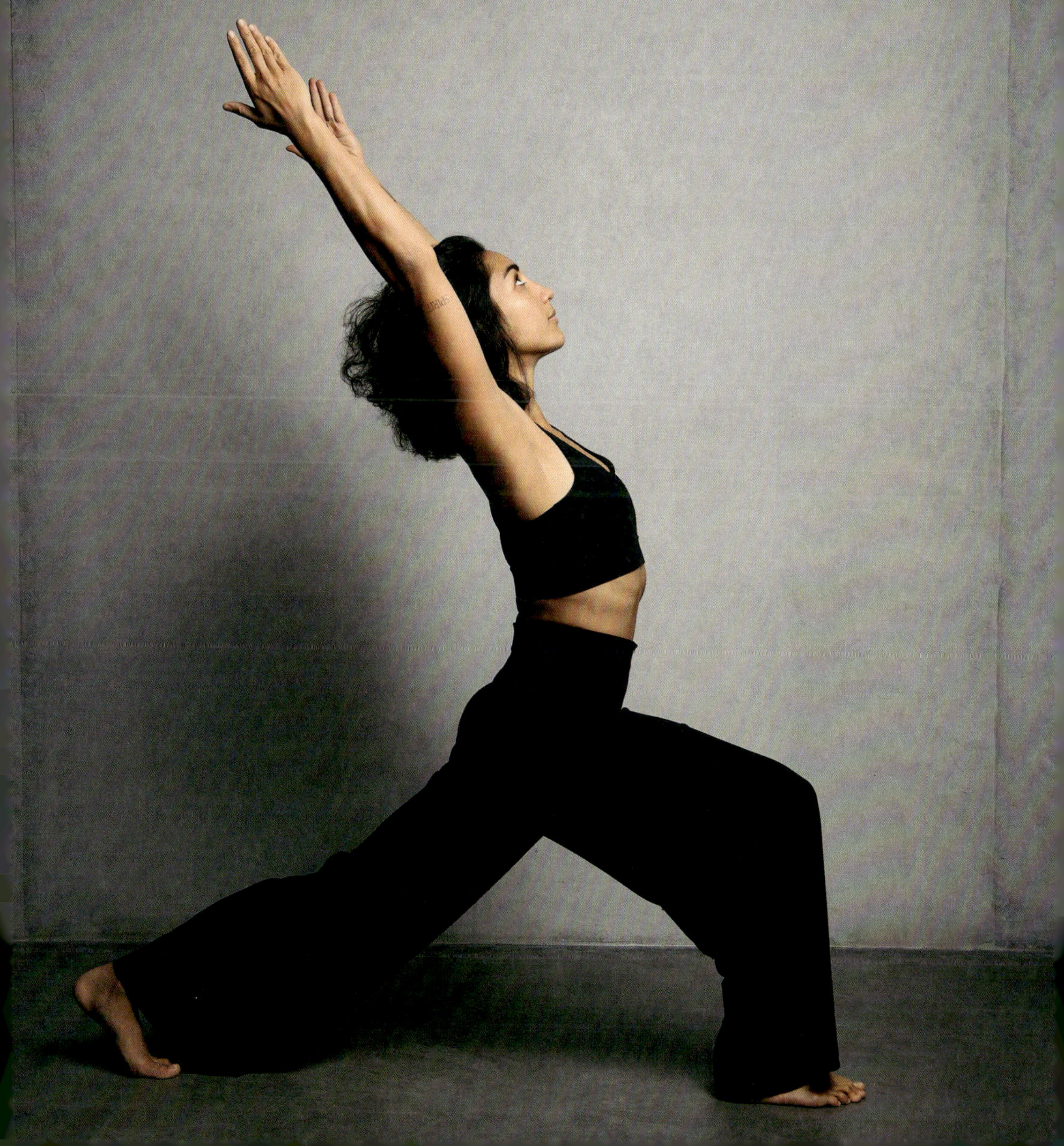

Tadasana – Berghaltung

Tada = Berg

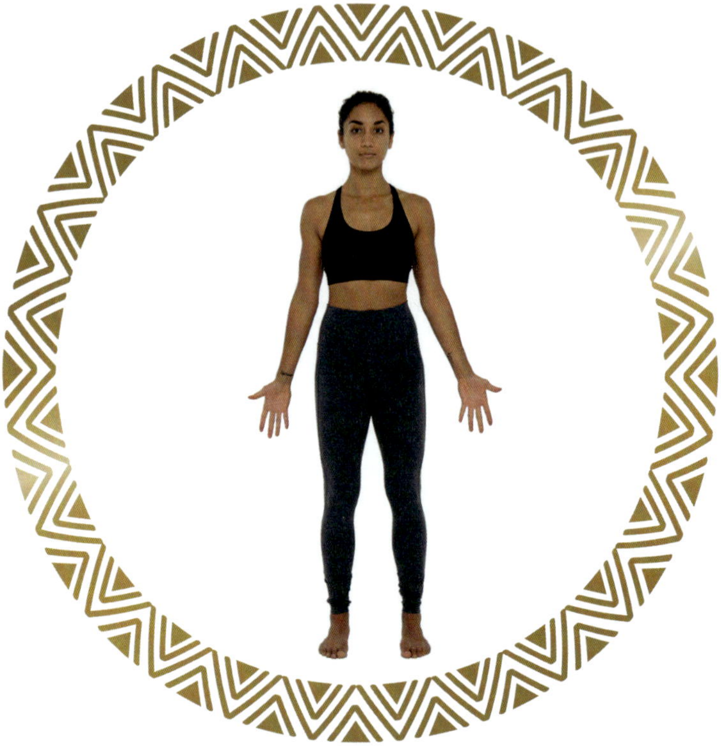

Tadasana, die Berghaltung, ist die Grundlage für alle Standhaltungen im Hatha-Yoga. Schon B. K. S. Iyengar wusste, wie anspruchsvoll eine aufrechte und gesunde Körperhaltung ist und sprach dabei von „der Kunst des fehlerlosen Stehens".

Je nach Tradition gibt es verschiedene Ausführungen von *Tadasana*. In der Abfolge des Sonnengrußes wird der aufrechte Stand auch *Samasthithi* genannt, was übersetzt so viel wie *Standhaftigkeit* bedeutet. In allen ihren Ausführungen zielt die Asana auf eine Verbesserung der Körperhaltung ab.

Indem wir die Haltung eines Bergs einnehmen, bauen wir Körperspannung auf und steuern gezielt die Muskulatur von Kopf bis Fuß an. Die Achtsamkeit, die der Aufbau der Haltung erfordert, verlangt also auch unsere geistige Fokussierung. Sie ist die perfekte Vorbereitung für das Üben von Abfolgen stehender Asanas.

Tadasana mit Klotz

Ausrichtung der Füße

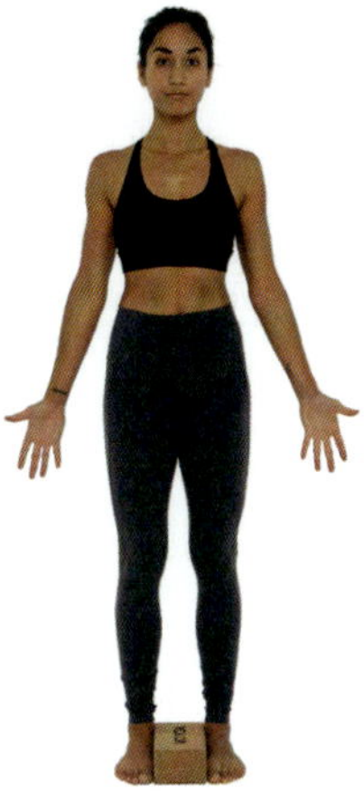

1. Platziere den Yogaklotz zwischen den Innenseiten deiner Füße.

2. Aktiviere die Füße, indem du die Zehenballen anhebst. Lasse die Zehen dabei fest am Boden.

3. Hebe die Fersen und ziehe sie in die Länge zurück, bevor du die äußere Fußaußenkante fest in der Matte erdest. Der Fersenknochen sollte sich dadurch weit anfühlen. Die Fußknöchel sind exakt parallel zueinander ausgerichtet.

Spüre den Unterschied, wenn du den Klotz zwischen den Füßen entfernst. Das Fußgewölbe sollte immer noch aufgerichtet und die Fußsohle fest geerdet sein.

Die Füße sind die Basis der Haltung. Ihre Ausrichtung ist erheblich für die Ausrichtung der Knie, der Hüften und der Wirbelsäule. Der Klotz hilft dabei, die Wahrnehmung der Füße im aufrechten Stand zu verbessern und die Aktivierung des Fußgewölbes anzusteuern.

Ausrichtung der Knie

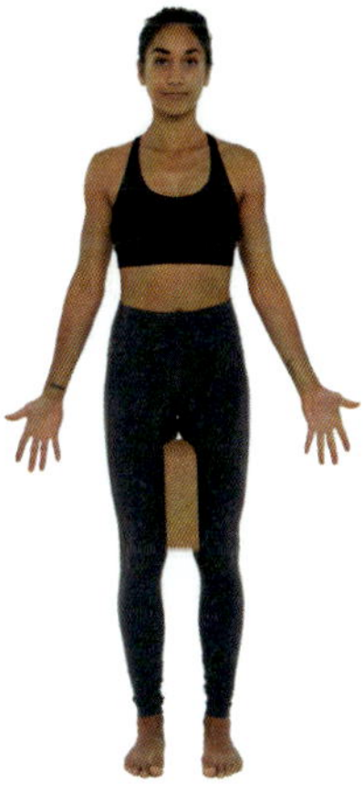

1. Platziere den Yogaklotz zwischen den Innenseiten deiner Knie.

2. Strecke die Beine. Aktiviere die Oberschenkelmuskulatur, um die Kniescheibe nach oben zu bewegen. Presse die Innenseite deiner Knie in den Klotz. Die Gesäßmuskulatur bleibt entspannt.

Der Widerstand des Klotzes aktiviert die Knie und sensibilisiert dich für die Aktivierung deiner Oberschenkelmuskulatur. Dies ist besonders bei O- oder X-Beinen hilfreich, um die Haltung zu verbessern und die Knie zu schonen.

Aufrichtung des Beckens

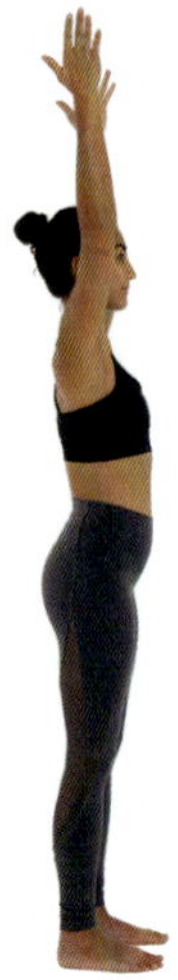

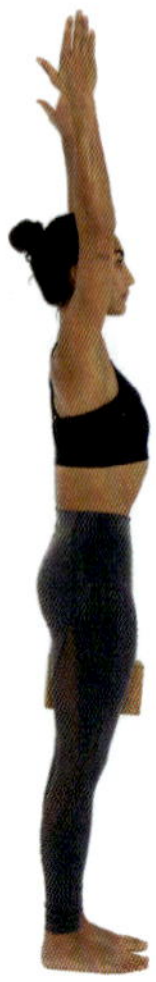

1. Platziere den Yogaklotz zwischen den Oberschenkeln.
2. Presse die Innenseiten der Oberschenkel in den Klotz. Bringe die Füße dichter zusammen, sodass der Druck auf beiden Seiten gleichmäßig verteilt ist.
3. Rolle die Innenseiten der Oberschenkel nach innen, so, als wolltest du den Klotz nach hinten bewegen.
4. Gleichzeitig aktiviere die Gesäßmuskulatur und schiebe dein Steißbein nach vorne, so, als wolltest du den Klotz nach vorne bewegen.
5. Schiebe die Oberschenkelvorderseite nun nach hinten.

Bleibe für einige tiefe Atemzüge in dieser Haltung.

Die Aktivierung der Beinmuskulatur bezweckt die Innenrotation der Oberschenkel. Dies gibt der Haltung mehr Stabilität und ermöglicht eine korrekte Aufrichtung des Beckens.

Tadasana mit einem Gurt

Entlastung des Beckens/der Iliosakralgelenke (ISG)

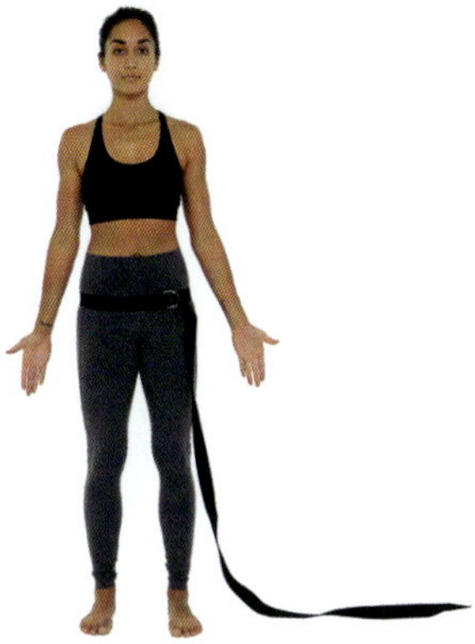

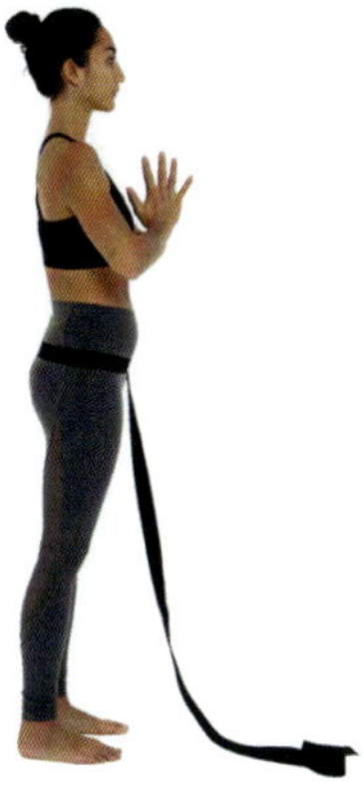

1. Lege den Gurt um den mittleren Teil deines Beckens.

2. Beuge die Knie sanft und straffe den Gurt, sodass er fest um die Außenseiten des Beckenknochens liegt und an der Mitte des Kreuzbeins spürbar ist.

Bleibe für einige tiefe Atemzüge in dieser Haltung.

Indem der Gurt sanften Druck auf die Beckenknochen ausübt, wird die Wahrnehmung der Hüfte sensibilisiert. Dies wirkt sich vor allem positiv bei Problemen mit den Hüftgelenken aus und entlastet darüber hinaus das Iliosakralgelenk.

Ausrichtung der Schultern/Öffnung des Brustkorbs

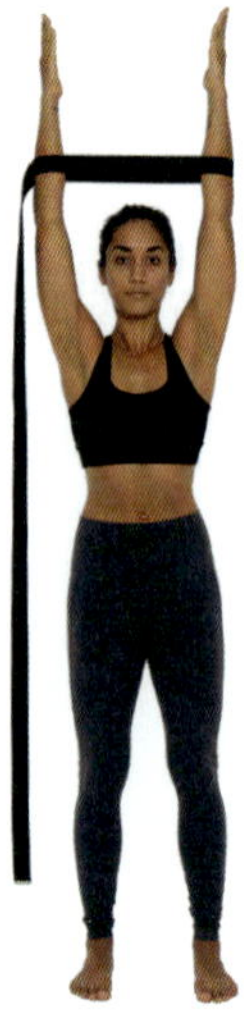

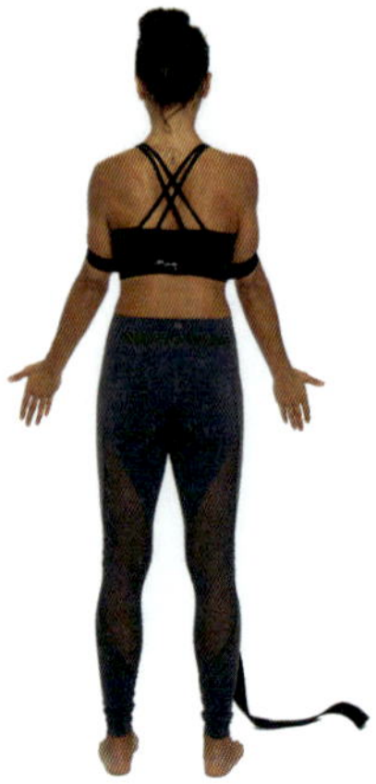

1. Bringe den Gurt auf Schulterbreite um die Unterarme.
2. Richte das Brustbein auf und schiebe die Arme nach unten, indem du die Fingerspitzen in Richtung Matte verlängerst.
3. Schiebe die Außenseiten deiner Unterarme in den Gurt, so, als wolltest du ihn zu den Seiten ausweiten.
4. Drehe die Handflächen nach vorne und die Daumen weiter nach außen.

Bleibe für einige tiefe Atemzüge in der Haltung. Spüre, wie sich mit jeder Einatmung das Brustbein mehr hebt und du Weite in den Flanken schaffst. Lasse ausatmend die Schultern tiefer sinken. Der Bereich zwischen den Schulterblättern entspannt sich.

Um die Aktivität der Oberarme zu verdeutlichen, kannst du die Arme lang gestreckt über den Kopf heben. Der Abstand zwischen Schultern und Ohren sollte gleich bleiben.

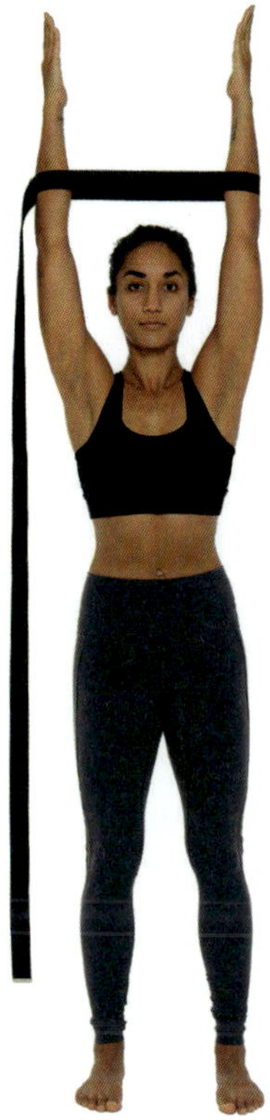

Die Aktivierung der Arme gegen den Widerstand des Gurts bringt die Schultern nach außen und die Schulterblätter näher zusammen. Dies bewirkt die Öffnung des Brustkorbs, wirkt sich positiv auf den Atem und die Weitung des Herzraums aus.

Uttanasana – stehende Vorbeuge

Uttana = gestreckt

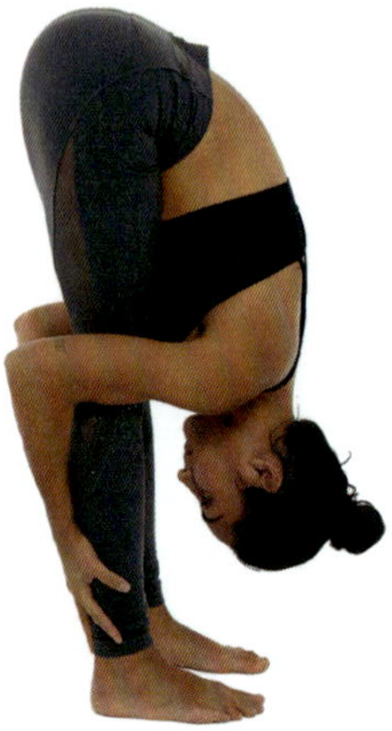

Uttanasana, die stehende Vorbeuge, wird auch die intensive Vorwärtsstreckung genannt. Durch die Vorbeugung des Rumpfs über die gestreckten Beine wird die gesamte Körperrückseite – vor allem die Beinrückseiten – gedehnt.

Um den Körper in der Umkehrhaltung zu stabilisieren, muss vor allem die Bein- und Rumpfmuskulatur aktiviert werden. Die Kopfüberhaltung bewirkt eine Entschleunigung des Herzschlags und das Stresslevel im Körper kann abgebaut werden.

Vorbeugen beinhalten immer eine introvertierte Haltung, die das Loslassen von Gedanken und Kopflastigkeit erlaubt. Dieser beruhigende Effekt auf das Nervensystem ist besonders wohltuend bei Erschöpfung, die durch Stress, Angstzustände oder Depressionen auftreten kann.

Uttanasana mit zwei Klötzen

Aktivierung der Beinrückseiten/Ausrichtung des Beckens

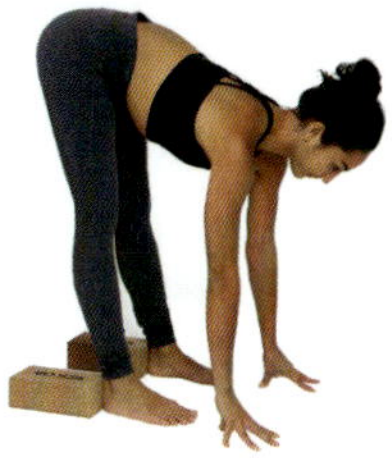

1. Stelle dich mit dem Rücken an eine Wand. Platziere zwei flache Klötze vertikal zwischen den Fersen und der Wand. Die Füße sind hüftbreit geöffnet.

2. Komme mit langem Rücken nach vorne in *Ardha Uttanasana* - die halbe Vorbeuge.

3. Greife mit den Fingern an die Hüften und rolle das Gesäßfleisch hoch und zurück, sodass du die Sitzbeinknochen fest in die Wand schieben kannst.

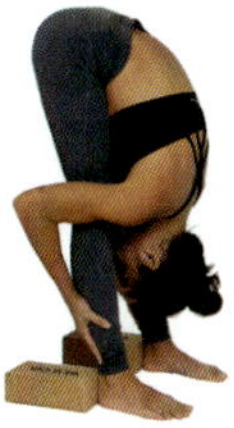

4. Bringe die Fingerkuppen zur Matte, atme ein und beuge dich mit langer Wirbelsäule über die gestreckten Beine.

5. Atme aus und entspanne den Rumpf in Richtung Oberschenkel nach unten.

Bleibe für einige tiefe Atemzüge in dieser Haltung. Lasse dich mit jeder Ausatmung tiefer in die Vorbeuge sinken.

Die Unterstützung der Wand und der Klötze hilft bei einer geraden Ausrichtung des Beckens. Vor allem die Hüften befinden sich oftmals in einer Dysbalance, die im freien Raum nur schwer ausgeglichen werden kann. Diese Ausrichtung beugt der Gewohnheit einer schiefen Haltung des Beckens vor und verstärkt die Dehnung der Beinrückseiten.

Uttanasana mit zwei Klötzen und Gurt

Ausrichtung des Beckens/Aktivierung der Beinrückseiten

1. Steige mit beiden Füßen in die Schlaufe des Gurts. Halte die Außenseiten des Gurts in beiden Händen.

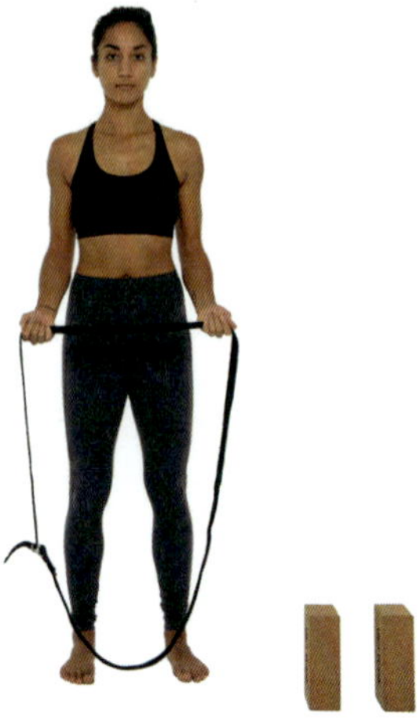

2. Stelle dich mit beiden Füßen auf den vorderen Teil des Gurts. Beuge dich aus den Hüften nach vorne und lege den hinteren Teil des Gurts auf das Steißbein. Achte darauf, dass die Gurtschnalle griffbereit liegt.

3. Beuge beide Knie sanft und straffe den Gurt, sodass er dein Becken fest umschließt.

4. Langsam hebe das Gesäß und strecke die Beine gegen den Widerstand des Gurts. Solltest du nicht genügend Halt verspüren, verändere die Weite des Gurts.

5. Schiebe die Außenseiten deiner Oberschenkel in den Gurt, um ihn weiter auf Spannung zu halten. Hebe dabei die Kniescheiben und die Innenseiten deiner Knöchel sanft an.

6. Lege deine Hände auf zwei aufgestellte Klötze. Die Klötze sollten exakt unter den Schultern stehen.

7. Atme ein und verlängere die Wirbelsäule von den Hüften nach vorne in *Ardha Uttanasana* – die halbe Vorbeuge.

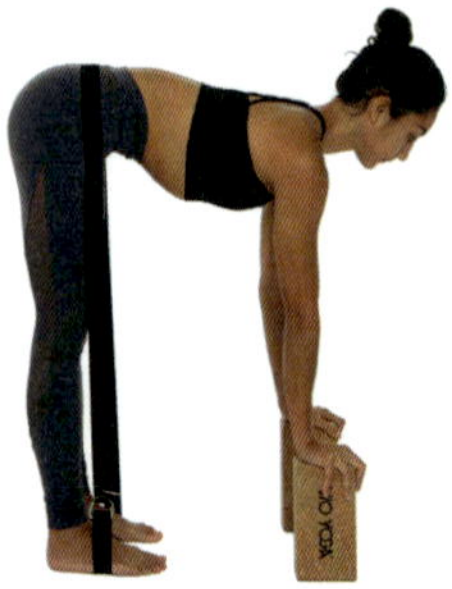

8. Atme aus, bringe die Hände zur Matte und komme in *Uttanasana* - die ganze Vorbeuge. Du kannst beide Beine dabei leicht beugen. Dabei kann der Gurt an Spannung verlieren. Die Länge im unteren Rücken jedoch bleibt erhalten und der Rumpf kann tiefer auf die Oberschenkel sinken.

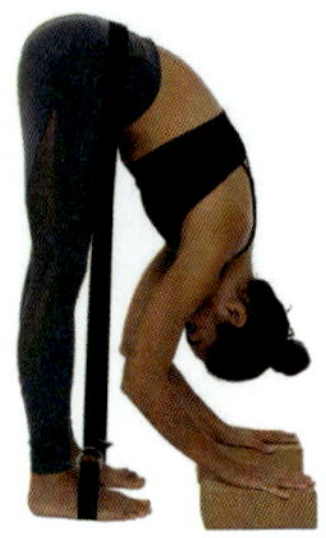

Bleibe für einige tiefe Atemzüge in dieser Haltung. Lasse dich mit jeder Ausatmung tiefer in die Vorbeuge sinken.

Der Gurt hält das Becken in einem kompakten Verhältnis zu den Beinen. Dadurch kann das Steißbein nach hinten verlängert werden. Die Beinrückseiten werden aktiv gestreckt. Somit verliert der untere Rücken auch in der Vorbeuge nicht an Länge. Durch die Stabilisierung der Hüften wird der untere Rücken entlastet.

Uttanasana-Variante mit einem Klotz

Dehnung der Schultern/Öffnung des Brustkorbs

1. Halte einen Klotz zwischen deinen Händen hinter dem Rücken. Drücke die Handflächen aktiv in den Klotz, um die vordere Schulter und die Brustmuskulatur zu aktivieren.

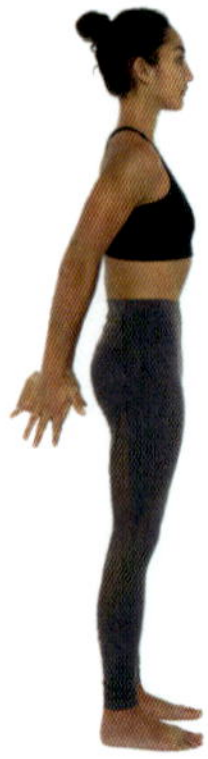

2. Atme ein, rolle die Schultern weg von den Ohren und strecke die Arme, sodass sich der Brustkorb mehr öffnet.

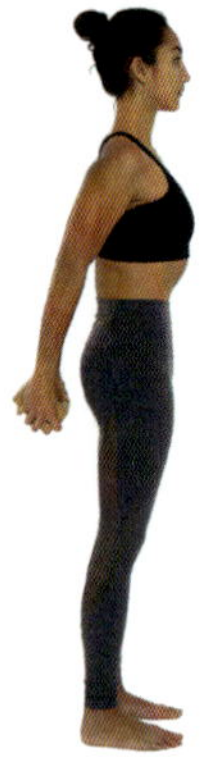

3. Atme aus und beuge dich nach vorne über die gestreckten Beine in *Uttanasana*.

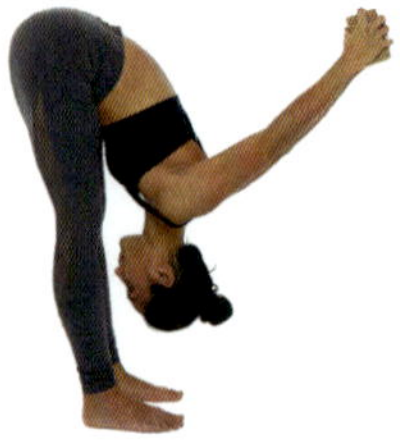

Bleibe für einige tiefe Atemzüge in dieser Haltung. Spüre, wie sich mit der Einatmung der Brustkorb weiter öffnet. Lasse dich mit jeder Ausatmung tiefer in die Vorbeuge sinken. Senke den Klotz langsam zurück zum Gesäß und komme mit langem Rücken nach oben.

Diese Variante von Uttanasana hilft Menschen mit steifen Schultern und verkürzter Brustmuskulatur, den Brustkorb weiter zu öffnen. Dadurch wird der Atem vertieft und Verspannungen im Nacken können gelöst werden.

Anjaneyasana – tiefer Ausfallschritt

Anjaneya = Halbmond

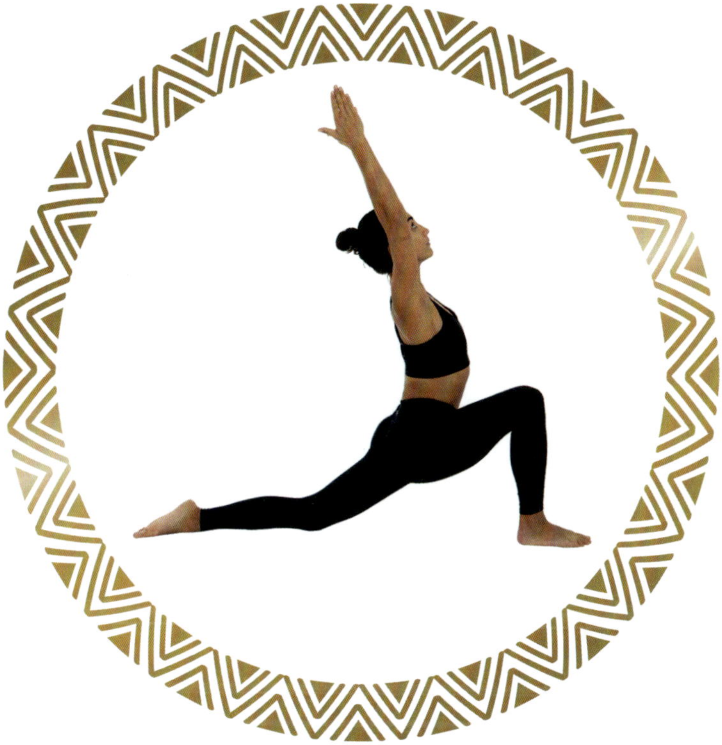

Der tiefe Ausfallschritt beruht auf der Beweglichkeit des Affengottes *Hanuman*, der auch *Anjaneya* genannt wird, und laut hinduistischer Sagen bekannt für seine weiten Sprünge ist.

Der tiefe Ausfallschritt dehnt die Hüftmuskulatur und fördert so die Beweglichkeit bei körperlichen Aktivitäten, wie dem Springen oder Laufen. Durch die Dehnung des Hüftbeugers *(M. iliopsoas)*, der seinen Ursprung an der Lendenwirbelsäule hat, können Verspannungen im unteren Rücken gelöst werden. Durch die Erweiterung der Rückbeuge wird außerdem der Brustkorb geöffnet.

In seiner vollen Entfaltung ist der *Halbmond* also eine Hüft- und eine Herzöffnung und spricht daher Sakral- und Herzchakra an. Bei akuten Beschwerden im unteren Rücken sollte in dieser Haltung besonders auf die Ausführung und die Aufrichtung des Beckens geachtet werden.

Anjaneyasana mit zwei Klötzen

Ausrichtung des Beckens

1. Stelle zwei Klötze aufgerichtet an den Mattenanfang.

2. Komme in die tiefe Vorbeuge und stelle die Hände auf den Klötzen ab.

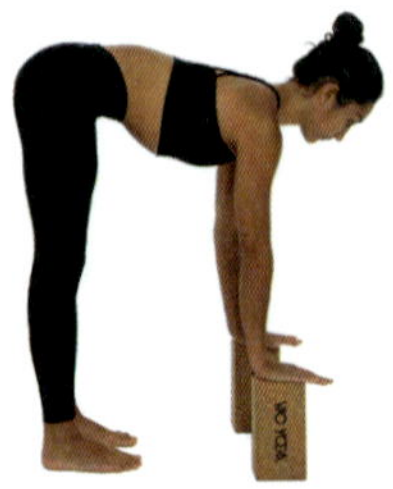

3. Beuge das rechte Bein und gehe mit dem linken Bein einen großen Schritt zurück.

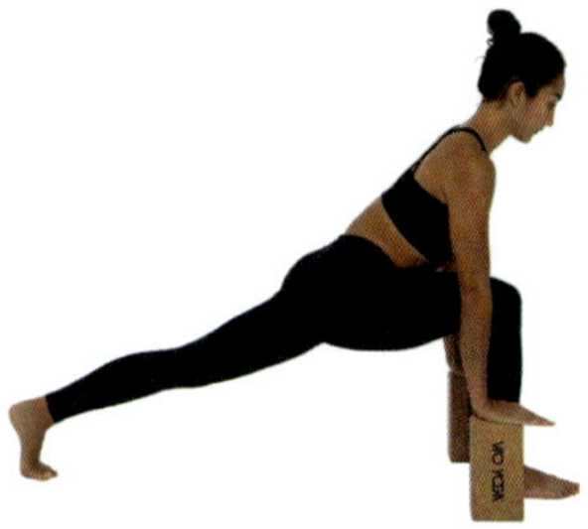

4. Senke das hintere Knie auf der Matte ab.

5. Bringe die Klötze weiter nach hinten, sodass sie exakt unter den Schultern ausgerichtet sind. Lege den hinteren Fußrücken ab. Mit der Einatmung hebe das Brustbein. Mit der Ausatmung sinke tiefer nach vorne in das Becken.

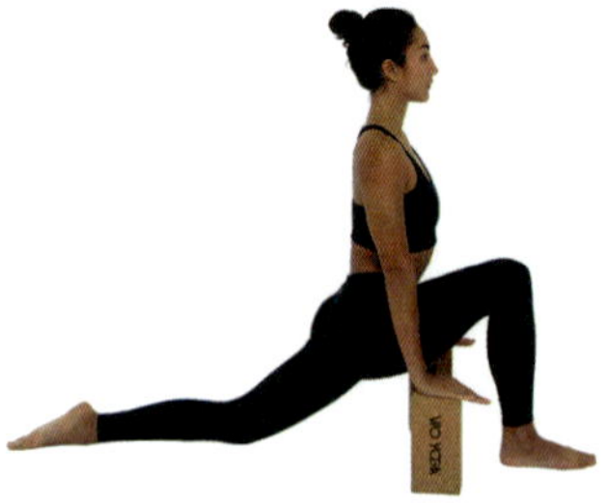

Halte den Oberkörper aufgerichtet, während du tiefer in die Hüfte sinkst. Die Schulterblätter im Rücken sind entspannt.

Bleibe für einige tiefe Atemzüge in dieser Haltung. Mit jeder Einatmung öffnet sich die Körpervorderseite, lasse mit jeder Ausatmung das Becken tiefer nach vorne sinken.

Die Erhöhung der Klötze hilft bei der Aufrichtung des Rumpfs über das Becken. Dadurch kann mehr Länge in der Hüft- und Bauchmuskulatur erzeugt werden, was insgesamt zu einer Streckung der Körpervorderseite führt. Insbesondere der großer Oberschenkelmuskel (M. quadriceps) und der Hüftbeuger (M. iliopsoas) wird gedehnt.

Alanasana – hoher Ausfallschritt

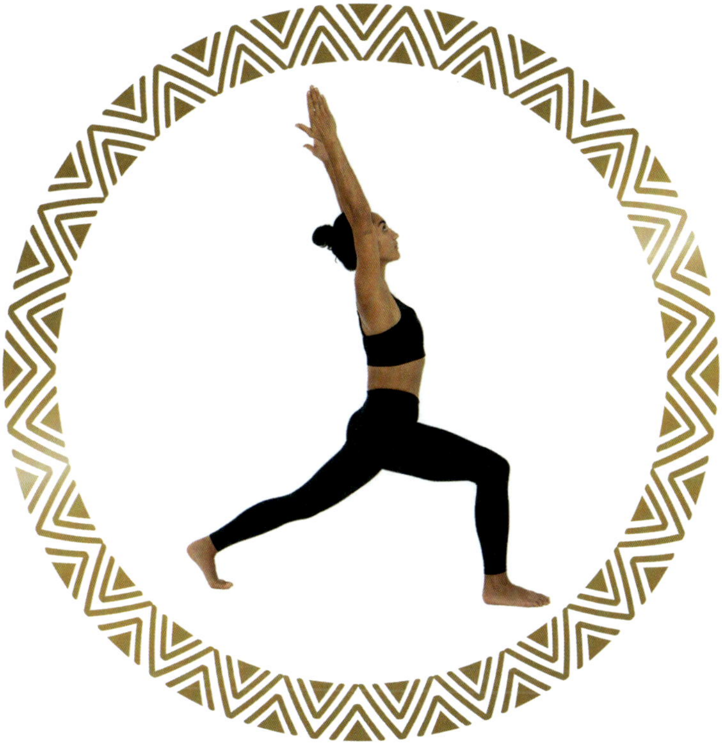

Alanasana ist eine fortgeführte Variante von *Ajaneyasana* und wird oft als Variation von *Krieger I* (S. 66) ausgeführt. Der Unterschied ist, dass die hinteren Zehen aufgestellt sind, sodass das Becken in seiner geraden Ausrichtung bleibt und dadurch die Dehnung des Hüftbeugers begünstigt wird.

Alanasana mit einem Gurt

Kräftigung der Schultern

1. Halte einen Gurt auf Schulterbreite vor der Brust. Komme in einen weiten Ausfallschritt. Beide Beine sind gebeugt. Die hinteren Zehen sind aufgestellt. Die Hüfte ist geschlossen.

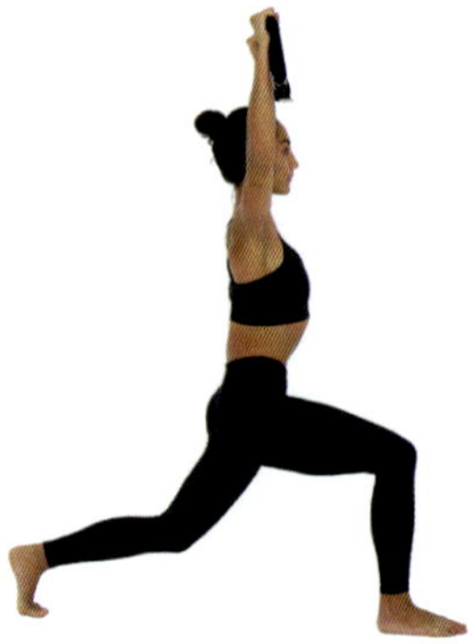

2. Atme ein und hebe den Gurt über den Kopf. Die Arme sind lang gestreckt, der Gurt bleibt auf Spannung.

3. Strecke das hintere Bein mit Kraft aus dem Hüftbeuger. Halte den Oberkörper lang gestreckt und neige dich sanft zurück für die Dehnung deiner Körpervorderseite.

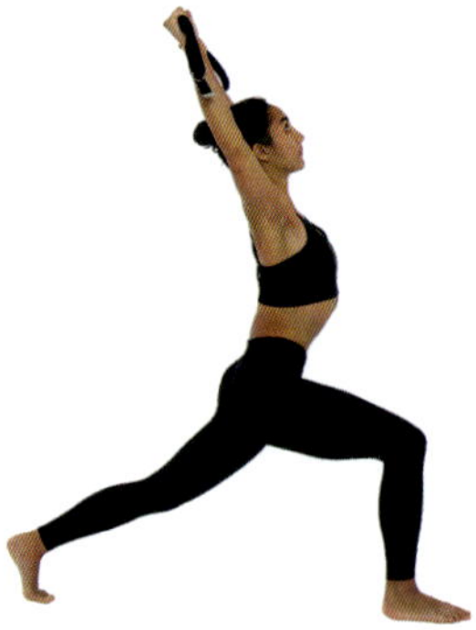

Bleibe für einige tiefe Atemzüge in dieser Haltung. Mit jeder Einatmung spüre die Weite des Brustkorbs. Mit jeder Ausatmung ziehe den Gurt kraftvoll auseinander. Senke langsam die Arme. Wechsle die Seiten.

Die Schultermuskulatur wird gekräftigt, indem sie gegen den Widerstand des Gurts arbeitet. Der obere Anteil Brustmuskulatur wird aktiv gedehnt. Diese Variante hilft bei der Mobilisation der Brustwirbelsäule und der Schultergelenke und wirkt daher vor allem bei versteiften Schultern.

Aktivierung der Oberarme

1. Bringe eine schulterbreite Schlaufe in den Gurt.
2. Komme in einen weiten Ausfallschritt. Die hinteren Zehen sind aufgestellt. Die Hüften sind geschlossen.
3. Bringe deine Unterarme in den Gurt.

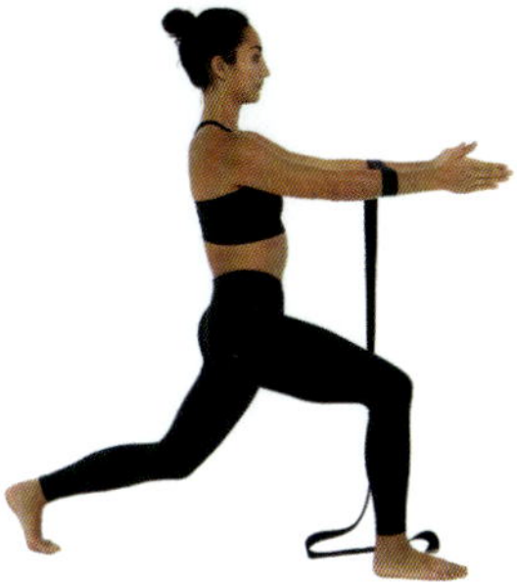

4. Atme ein und hebe den Gurt über den Kopf. Die Arme sind lang gestreckt.
5. Schiebe die Unterarme aktiv in die Innenseiten des Gurts. Ziehe die Schulterblätter zueinander und drehe die Daumen zurück.

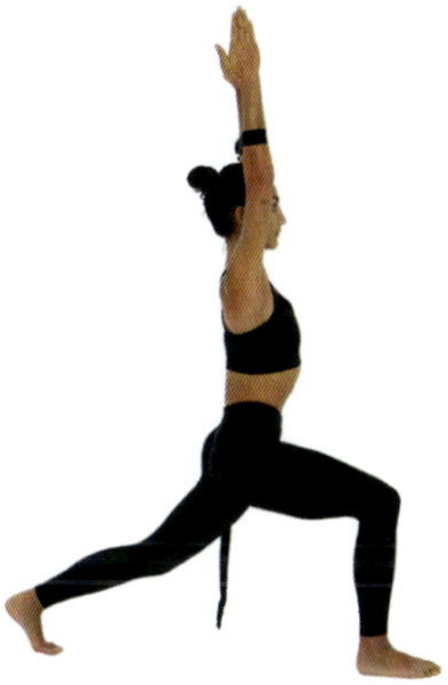

Bleibe für einige tiefe Atemzüge in dieser Haltung. Senke die Arme und wechsle die Seiten.

In dieser Variante werden die Oberarme isoliert vom oberen Trapezius aktiviert. Dadurch kann der Schultergürtel tiefer nach unten sinken und die Nackenmuskulatur wird weniger beansprucht.

Adho Mukha Svanasana – herabschauender Hund

Adho = unten, *Mukha* = Gesicht, *Svan* = Hund

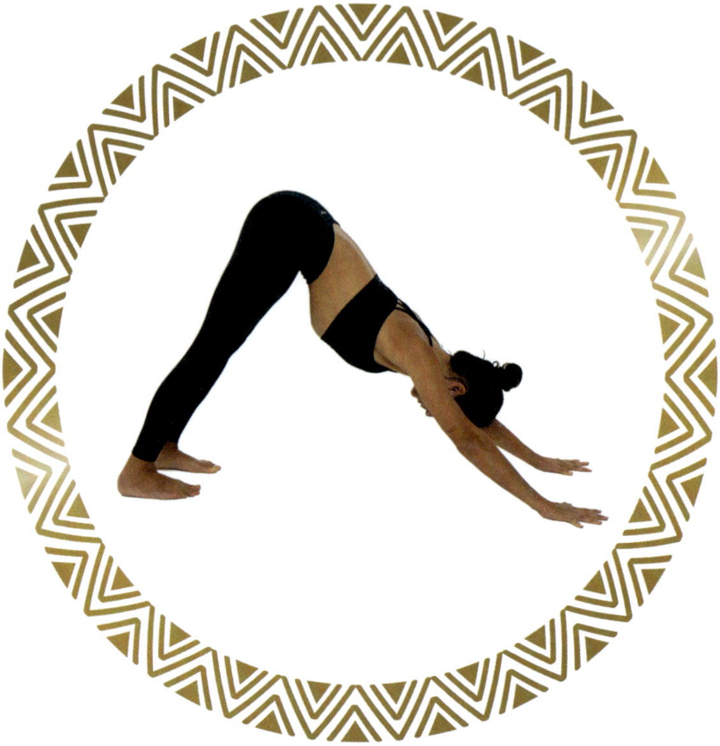

Der *herabschauende Hund* ist eine der populärsten Haltungen im Hatha-Yoga und ist, wie der Name verrät, von der Bewegung eines sich streckenden Hundes inspiriert. Die äußere Form der Asana gleicht in ihrer korrekten Ausführung einem Dreieck. Das Steißbein bildet den höchsten Punkt, wie der Gipfel eines Bergs, weshalb *Adho Mukha Svanasana* in anderen Traditionen auch als *Berghaltung* bekannt ist.

Energetisch wirkt der *herabschauende Hund*, wi̇e alle anderen Umkehrhaltungen, kühlend auf das Nervenystem. Anders als klassische Vorbeugen zählt sie aber zu den durchaus aktivierenden Asanas. Die gesamte Körperrückseite wird gestreckt, insbesondere die Waden- und Oberschenkelmuskulatur gedehnt und Schultern und Arme werden gekräftigt.

Zu Beginn erscheint die Haltung eher anstrengend, da sie zum einen Kraft in Schultern, Armen und im oberen Rücken voraussetzt; zum anderen, weil viele Menschen zu verkürzten Beinrückseiten neigen, die das Strecken der Beine erschweren. Der Einsatz von Hilfsmitteln kann zu Fortschritten in eine beschwerdefreie Haltung verhelfen.

Kräftigung der Oberschenkelvorderseiten/intensive Dehnung der Unterschenkel

1. Platziere zwei Klötze flach an der Wand.
2. Drehe dich mit dem Rücken zur Wand. Die Fersen sind an die Klötze gelehnt.
3. Komme in die Vorbeuge, wandere mit den Händen nach vorne und komme in den *herabschauenden Hund*.
4. Stelle die Füße nacheinander auf die Außenkanten der Klötze.
5. Schiebe die Fersen in die Klötze, bis sich die Zehen heben und spreizen.
6. Strecke die Beine weiter durch.
7. Halte für einige Atemzüge die Beine aktiv in dieser Pose.
8. Komme mit den Füßen zurück auf die Matte, presse den hinteren Teil der Fußsohlen fest in den Boden und schiebe die Fersen gegen die Außenkanten der Klötze.

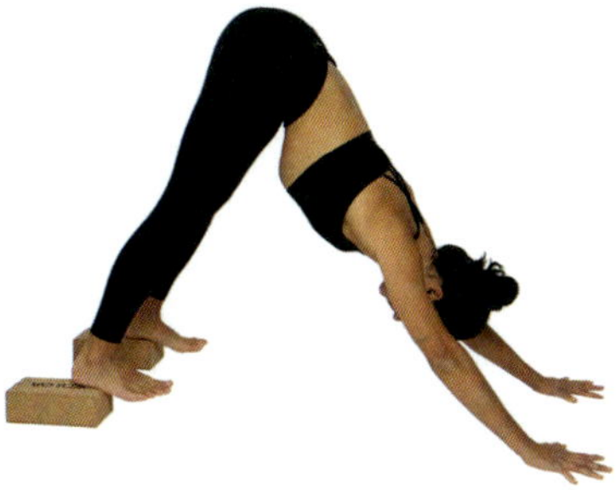

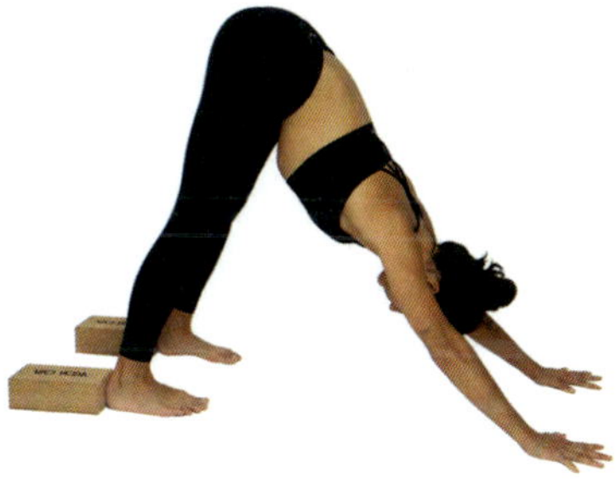

*Diese Variante ist hilfreich, um die Oberschenkelmuskulatur im **herabschauenden Hund** zu kräftigen. Indem das Gewicht mehr in die Fersen verlagert wird, kann die Wirbelsäule weiter gestreckt werden. Die Beinrückseiten werden intensiv gedehnt, dadurch vergrößert sich der Bewegungsspielraum der Sprunggelenke.*

Adho Mukha Svanasana mit Klötzen an der Wand

Aktivierung der Hände und der Unterarme/Zentrierung der Schultergelenke/Entlastung der Halswirbelsäule

1. Platziere zwei flache Klötze vertikal, im schulterbreiten Abstand, an einer Wand.
2. Bringe die Handflächen auf die Klötze. Die Daumen umschließen die Innenseite der Klötze.
3. Wandere die Füße zurück in den *herabschauenden Hund.*
4. Verlagere das Gewicht nach vorne, bis die Schultern über den Händen stehen.
5. Beuge die Arme leicht an und rotiere die Oberarme nach außen, sodass die Ellbogen leicht zu den Seiten schauen.
6. Rotiere die Innenseite der Oberarme in Richtung Schultern.
7. Beginne, langsam die Arme zu strecken.

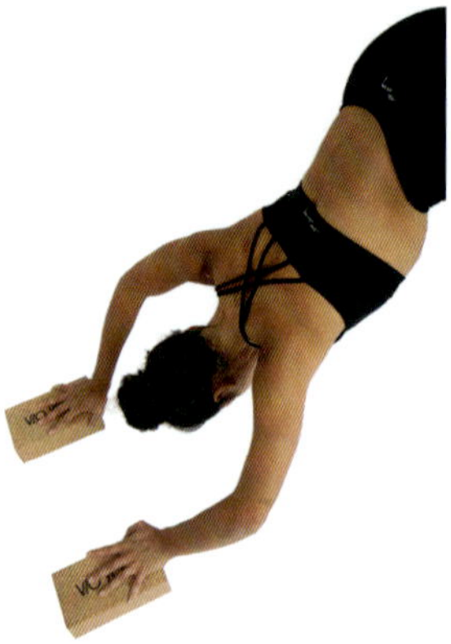

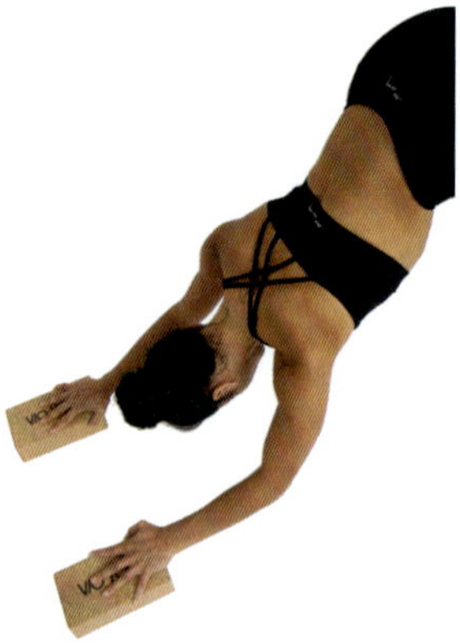

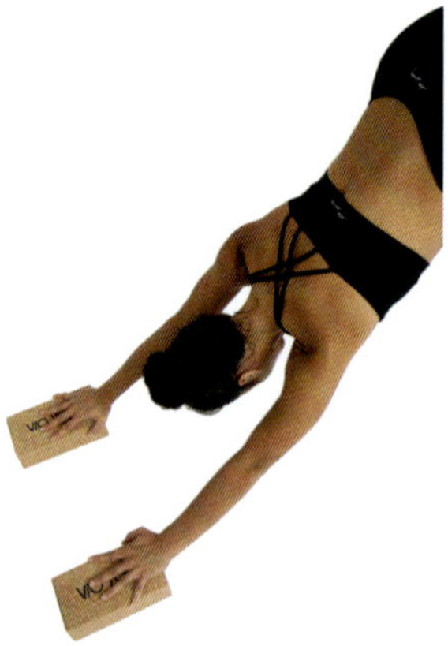

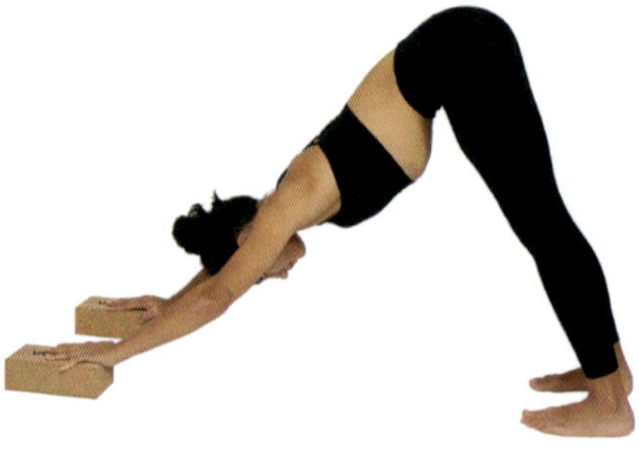

Dabei schiebt der untere Teil der Handinnenflächen gegen die untere Kante der Klötze. Die Finger sind weit abgespreizt und zeigen nach oben.

Bleibe in dieser Position für einige tiefe Atemzüge und komme langsam aus der Haltung, indem du die Füße in Richtung Hände wanderst. Bleibe für einen Moment in der tiefen Vorbeuge, bevor du dich nach oben aufrichtest.

Das Schieben gegen die Klötze aktiviert die Finger, das Handgewölbe, die Unterarme und die Schultern. Die korrekte Ausrichtung und Aktivierung der Arme im ***herabschauenden Hund*** *ist von großer Bedeutung, denn sie wirken sich auf die Bewegung der Schulterblätter aus.*

Werden diese durch die Rotationsbewegung der Arme in Richtung Wirbelsäule bewegt, wird die Halswirbelsäule und der Kopf entlastet. Darüber hinaus wird durch die Kraft der Arme Verletzungen und Fehlstellungen in den Schultern vorgebeugt. Diese Variante eignet sich auch gut für Menschen mit kürzeren Armen oder stark verkürzten Beinrückseiten, um die Fersen dem Boden näher zu bringen.

Adho Mukha Svanasana mit einer Decke

Entlastung der Handgelenke

1. Falte eine dünne Decke oder ein Handtuch quer an den Anfang der Matte.

2. Komme in den *herabschauenden Hund* und bringe den unteren Teil der Handfläche auf die vordere Kante der Decke.

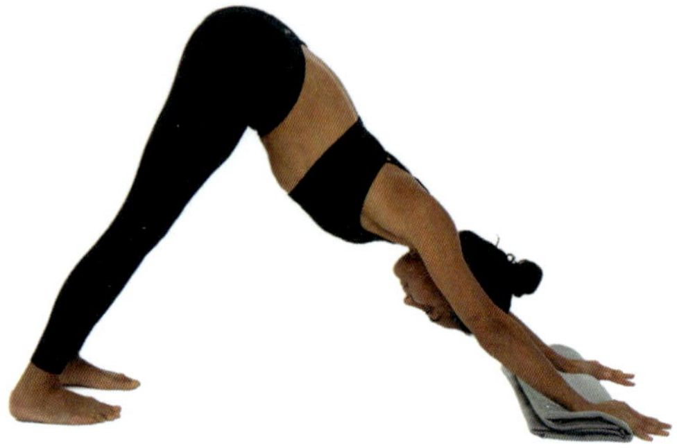

Durch die Erhöhung der Hände werden die Handgelenke entlastet. Diese Variante eignet sich also besonders gut für diejenigen, die unter Schmerzen in den Handgelenken leiden.

Adho Mukha Svanasana mit einem Bolster

Entlastung der Halswirbelsäule

1. Platziere ein Bolster vertikal am Anfang der Matte.
2. Komme in den *herabschauenden Hund* und lege die Stirn auf dem Bolster ab.
3. Bleibe für einige tiefe Atemzüge in dieser Haltung. Vertiefe bewusst die Ausatmung und spüre die beruhigende Wirkung auf das Gehirn.

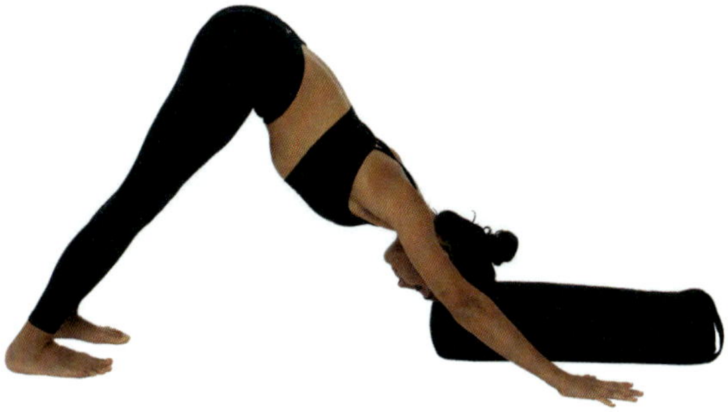

Für viele Menschen ist es zunächst ungewohnt, für längere Zeit kopfüber in einer Umkehrhaltung zu bleiben. Das Bolster unterstützt die Halswirbelsäule und ermöglicht eine tiefere Entspannung in die Haltung hinein.

Chaturanga Dandasana – Stabhaltung

Chatur = vier, *Anga* = Glied, *Danda* = Stock/Stab

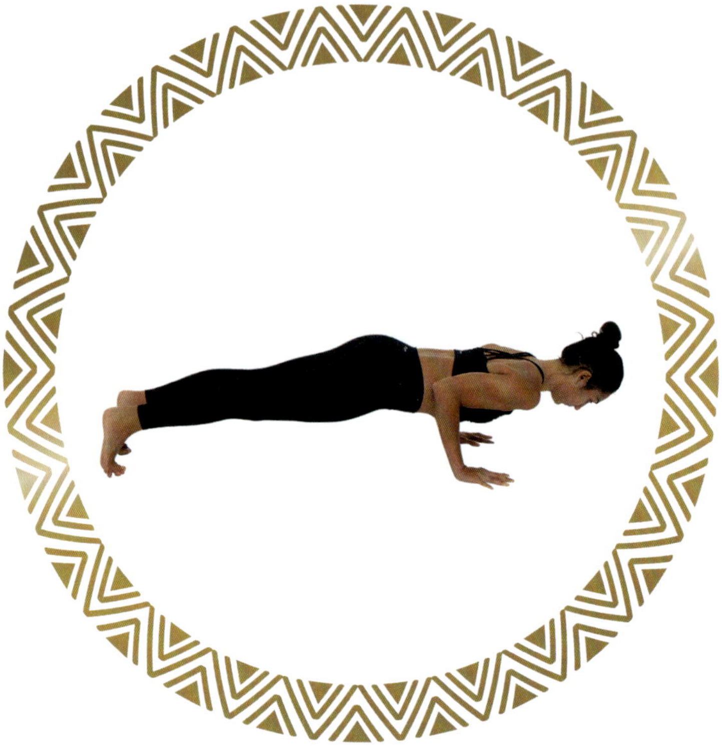

Chaturanga Dandasana, auch als Liegestütz des Yogi bekannt, ist eine kraftvolle Haltung, die als Übergang vom *herabschauenden Hund* in die Bauchlage dient.

Die Schwierigkeit besteht darin, die Ellbogen im rechten Winkel zu halten, da das gesamte Körpergewicht von Händen und Füßen getragen wird. Dabei sind allen voran Schulter-, Arm-, Brust- und Rumpfmuskulatur involviert.

In den dynamischen Übergängen im Vinyasa-Yoga* geht die Präzision der Haltung oftmals verloren. Umso wertvoller ist es, durch die Hilfe von Yogaklötzen in die korrekte Haltung zu finden, um den Körper auf derart anspruchsvolle Posen vorzubereiten.

** Vinyasa-Yoga = moderne, weniger statische Yogaform, die ihren Ursprung im traditionellen Ashtanga-Yoga hat. Die dynamische Abfolge von Yogahaltungen wird mit dem Atemfluss geübt.*

Chaturanga Dandasana mit einem Klotz

Aktivierung der Arm- und Rumpfmuskulatur

1. Lege dich auf den Bauch und bringe den Klotz flach unter das Becken.
2. Bringe die Hände unter die Schultern. Die Daumen sind dicht am Körper.
3. Stelle die Zehen auf und aktiviere die Oberschenkel- und Gesäßmuskulatur.

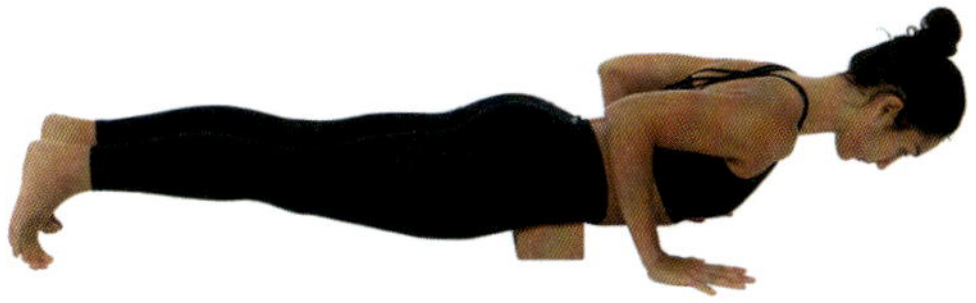

4. Rolle die Schulterblätter in Richtung Wirbelsäule und schiebe die Hände fest in den Boden.
5. Aktiviere die Rumpfmuskulatur und hebe das Becken vom Klotz.

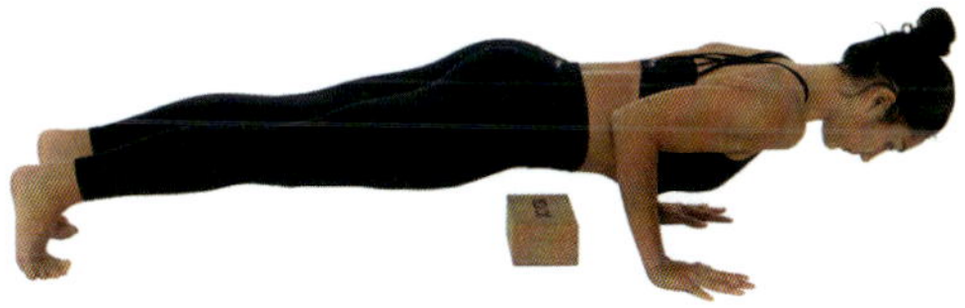

6. Lege dich wieder ab. Atme tief durch und wiederhole den Bewegungsablauf einige Male.

Für die meisten Menschen ist es zu Beginn schwierig, das Gewicht des Körpers auf den Armen zu tragen. Die Erhöhung des Beckens durch den Klotz mindert die Wirkung der Schwerkraft und erleichtert das Anheben des Körpers.

Chaturanga Dandasana mit zwei Klötzen

Ausrichtung der Arme

1. Bringe zwei aufgestellte Klötze an den Anfang der Matte.

2. Komme auf die Knie und stelle die Hände dicht vor die Klötze.

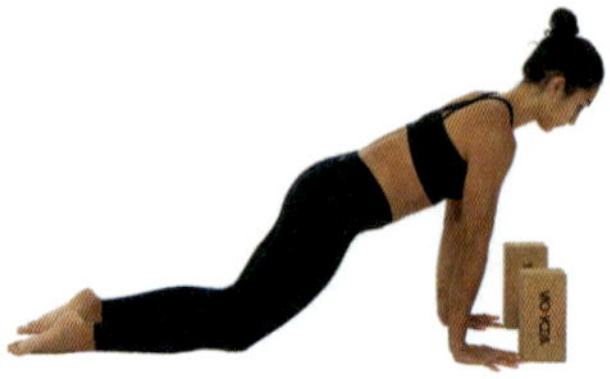

3. Beuge die Arme dicht am Körper und lege die Schultern auf den Klötzen ab.

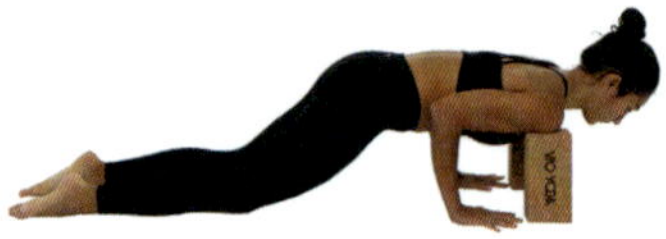

4. Stelle die Zehen auf. Schiebe die Fersen zurück und hebe die Knie von der Matte ab. Die Oberschenkel- und Gesäßmuskulatur ist aktiv, der Bauchnabel zieht nach innen und oben.

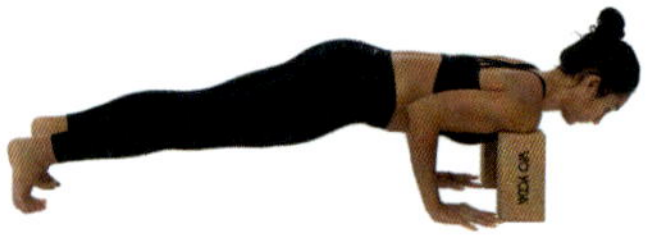

5. Halte diese Position für einige tiefe Atemzüge, bevor du die Knie wieder am Boden ablegst.

Die Klötze dienen als Unterstützung, um das Körpergewicht zu tragen und den Aufbau der Haltung zu verfeinern. Viele Menschen neigen zu Dysbalancen in der Körperstatik, vor allem durch einseitige Bewegungen im Alltag. Die Klötze weisen auf mögliche Asymmetrien in den Schultern hin und helfen, diese zu beheben.

Urdhva Mukha Svanasana – heraufschauender Hund

Urdhva = aufwärts, *Mukha* = Gesicht, *Svan* = Hund

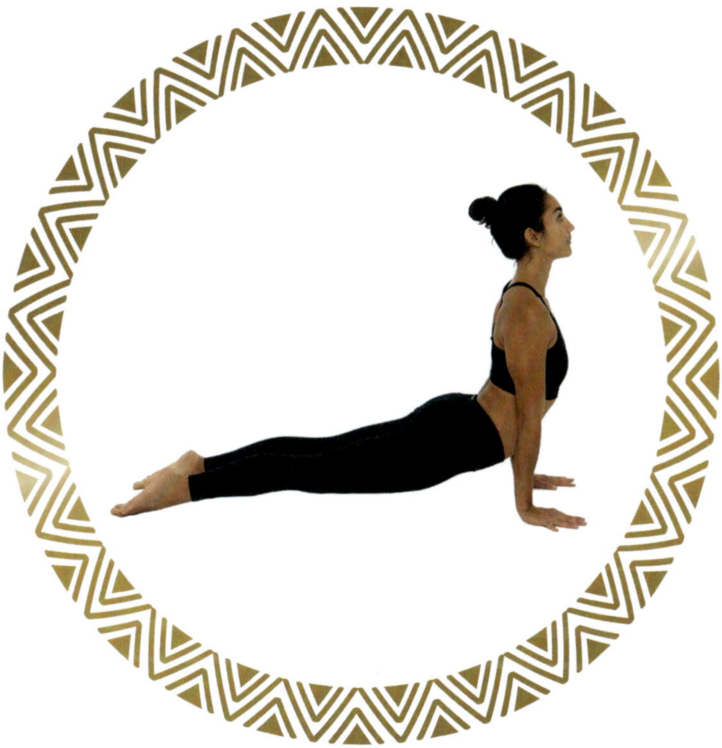

Urdhva Mukha Svanasana ist eine intensive Rückbeuge, die viel Kraft in den Schultern und Armen voraussetzt. Als Gegenpart zum *herabschauenden Hund* dient der *heraufschauende Hund* zur Dehnung der Körpervorderseite in den Vinyasa-Flows.

Der Brustkorb wird viel weiter geöffnet als beispielsweise in *Bhujangasana*, der Kobra, die oftmals als rückenschonendere Variante in den Sonnengrüßen eingesetzt wird. Wird die Haltung korrekt ausgeführt, wirkt sie intensiv auf Nabel-, Herz- und Kehlchakra.

Durch das Anheben der Beine wird die Muskulatur der Oberschenkel und der Hüften nicht nur gestreckt, sondern vor allem gekräftigt. Bei Beschwerden im unteren Rücken und der Wirbelsäule sollte die Rückbeuge nicht geübt werden.

Urdhva Mukha Svanasana mit zwei Klötzen

Unterstützung der Rückbeuge

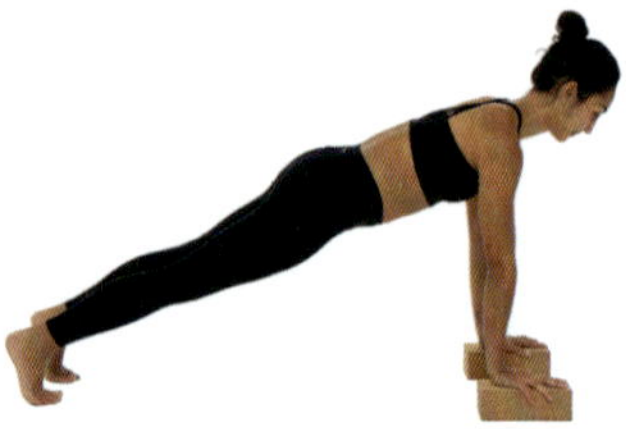

1. Platziere zwei flache Klötze vertikal am Mattenanfang.
2. Komme in den Vierfüßlerstand und lege deine Hände auf den Klötzen ab. Die Klötze sollten unter den Schultern stehen.
3. Strecke deine Beine nacheinander nach hinten und komme in die Planke.
4. Baue Spannung in der Bauchmuskulatur auf, indem du den Nabel nach oben ziehst und die Rippen sanft zur Wirbelsäule bewegst.
5. Lege die Fußrücken nacheinander ab und senke das Becken für den *heraufschauenden Hund*. Der Fußspann presst sich in die Matte. Die Knie sind von der Matte gelöst.
6. Mit Kraft aus den Armen schiebe dich von den Klötzen weg und hebe das Brustbein weiter nach vorne.
7. Rotiere die Oberarme nach außen und ziehe die Schulterblätter zueinander.

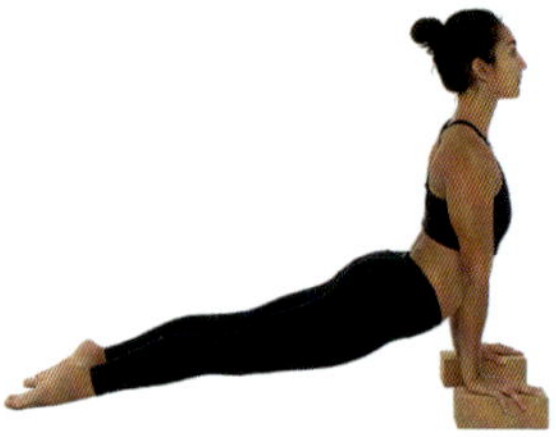

Bleibe für einige tiefe Atemzüge in dieser Haltung.

Das Abstützen der Hände auf den Klötzen entlastet die Handgelenke. Die Schultern werden aktiviert. Durch die Erhöhung der Klötze wird die Streckung der Leisten, der Oberschenkelvorderseiten und der Bauchdecke verstärkt. Dies ermöglicht eine vertiefte Dehnung in der Haltung, die während der Übergänge in den Vinyasa-Flows oft verloren geht.

Pincha Mayurasana – der Unterarmstütz/Pfauenfeder

Pincha = Feder, *Mayura* = Pfau

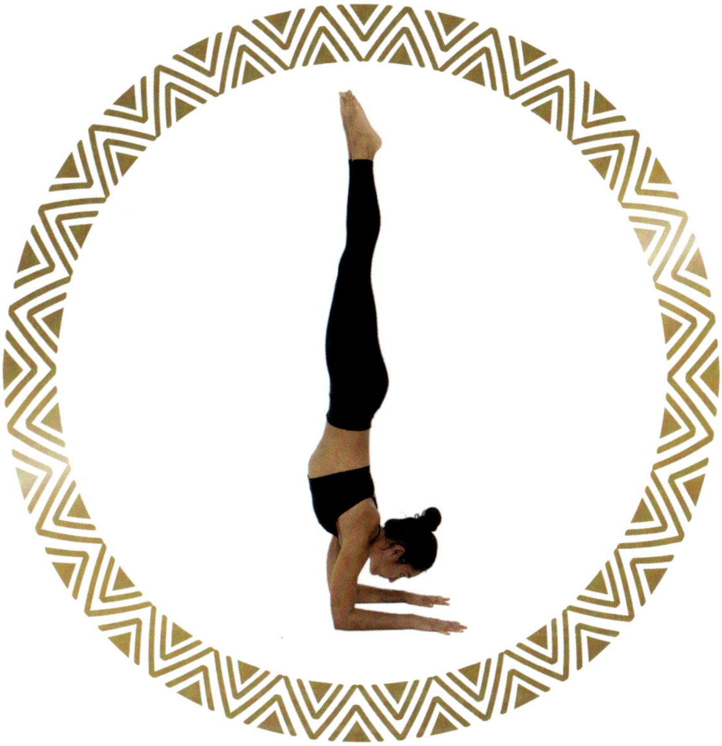

Der Unterarmstand zählt zu den Umkehrhaltungen, die für eine Stimulation der Blutzirkulation sorgen. Das Herz-Kreislauf-System und die Drainagesysteme des Körpers werden stimuliert, weshalb die Effekte sowohl auf der Ebene des Bewegungsapparats als auch des Verdauungs- und Nervensystems sowie des Herz-Kreislauf-Systems wirken.

Muskulär beansprucht die Haltung vor allem Schultern und Arme, setzt aber auch eine flexible Brustwirbelsäule voraus. Durch die Öffnung des Herzraums nimmt die Haltung positiven Einfluss auf das Herzchakra und stärkt auf mentaler Ebene das Selbstbewusstsein.

Pincha Mayurasana mit einem Klotz und einem Gurt (an der Wand)

Kräftigung des Schultergürtels/Ausrichtung der Arme

1. Platziere einen flachen Klotz horizontal an der Wand.

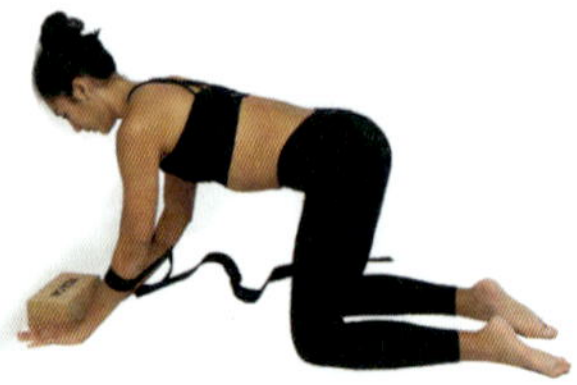

2. Lege nun einen Yogagurt um die Unterarme. Ziehe ihn so fest, dass er nicht verrutschen kann und die Arme im schulterbreiten Abstand ausgerichtet bleiben.

3. Knie dich vor die Wand, den Blick zum Yogaklotz. Lege die Unterarme ab. Die Knie sind unter den Hüften, wie im Vierfüßlerstand.

4. Lege die Daumen und Zeigefinger in einer L-Form um die Ecken des Klotzes. Die Hände sind flach am Boden.

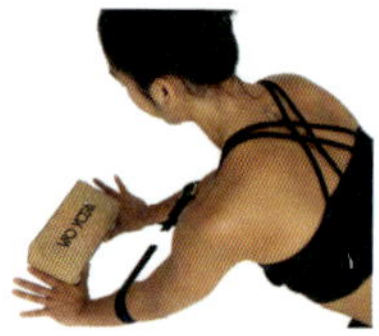

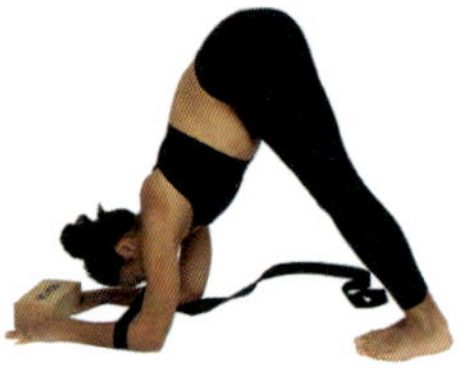

5. Presse die Ellbogen in die Matte und schiebe die Unterarme aktiv in den Gurt und rotiere die Schulterblätter nach innen in Richtung Wirbelsäule, um den Schultergürtel zu aktivieren.

6. Stelle die Zehen auf, löse die Knie von der Matte und beginne, die Beine zu strecken.

7. Wandere die Füße weiter auf die Arme zu. Die Haltung der Schultern bleibt unverändert.

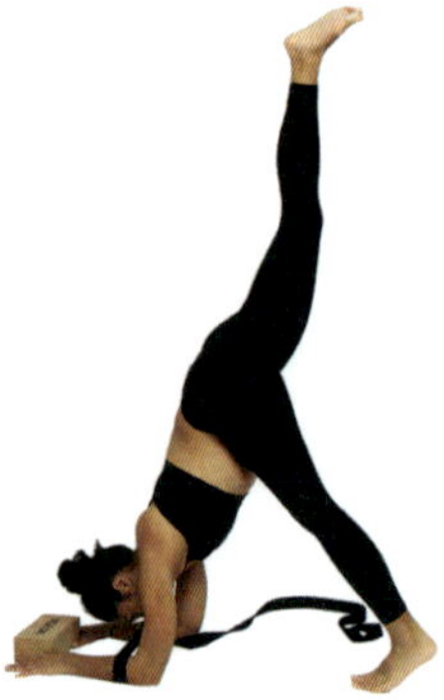

8. Hebe ein Bein und nimm leichten Schwung nach oben. Bringe die Füße an die Wand und balanciere dich langsam aus.

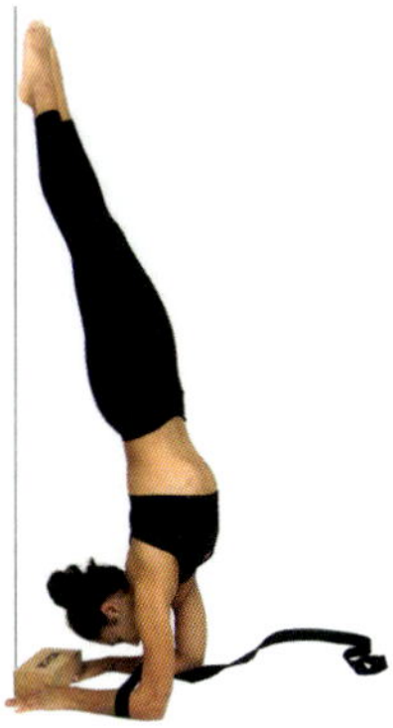

Die Arme sind das Fundament der Haltung. Der Gurt verhindert die Außenrotation der Schultern, die dazu führt, dass die Ellbogen nach außen rutschen und die Statik der Haltung behindern. Der Klotz fungiert als zusätzliche Ausrichtungshilfe der Arme und verleiht dem Schultergürtel mehr Stabilität.

Virabhadrasana I – Krieger I

Vira = mutig, *Bhadra* = schön

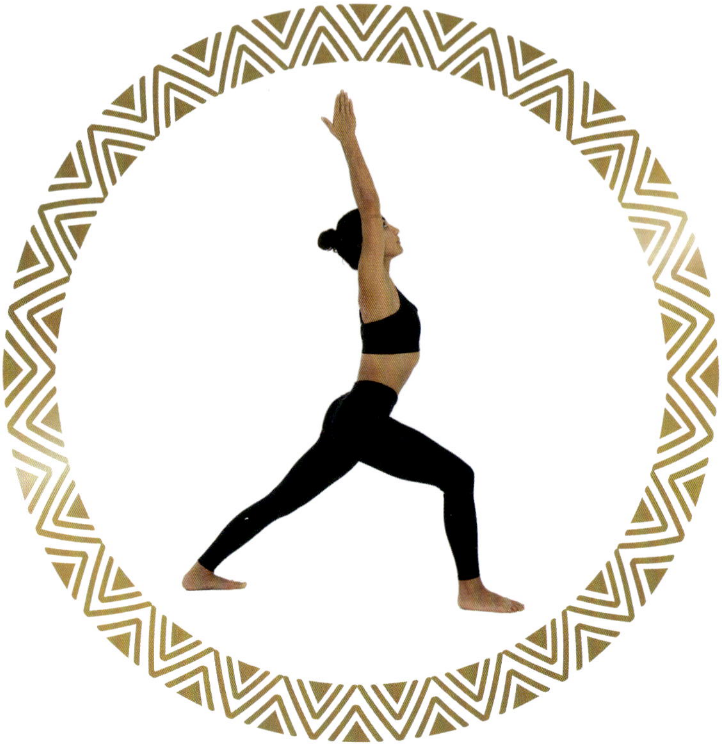

Virabhadra ist der Name eines Kriegers in der indischen Mythologie, weshalb *Virabhadrasana* oft auch als *Heldenhaltung* bezeichnet wird. Der Krieger steht für Standhaftigkeit, Gleichmut und Selbstbewusstsein.

Die Basis des *Kriegers I* bilden die Füße. Der hintere Fuß ist leicht nach außen (in etwa 45 Grad) gedreht, während der vordere Fuß gerade nach vorne schaut. Das vordere Bein ist über der Mitte des Knöchels gebeugt und über die Oberschenkelmuskulatur kraftvoll aktiviert.

Besonders wichtig ist die Erdung des hinteren Fußes, der die Dehnung des hinteren Beins bezweckt. Das Fußgewölbe ist aufgerichtet und die Kraftübertragung vom Fuß in den Oberschenkel unterstützt das Kniegelenk in der Haltung.

Ist das Gewicht gleichmäßig auf beiden Beinen verteilt, begünstigt die Haltung vor allem die Verbindung des hinteren Beins über das Becken zum Rumpf. Der Hüftbeuger wird gedehnt und erleichtert die intensive Streckung der Wirbelsäule.

Die größte Herausforderung in der Haltung stellt die gerade Ausrichtung des Beckens dar. Verkürzte Beinrückseiten können das Absenken der hinteren Ferse erschweren.

Alternativ wird deshalb oft *Alanasana* - der hohe Ausfallschritt (S. 49) - geübt, bei dem die Zehen des hinteren Fußes aufgestellt bleiben.

Virabhadrasana I mit einem Gurt

Aktivierung des Oberschenkels/Streckung der Wirbelsäule/Öffnung des Brustkorbs

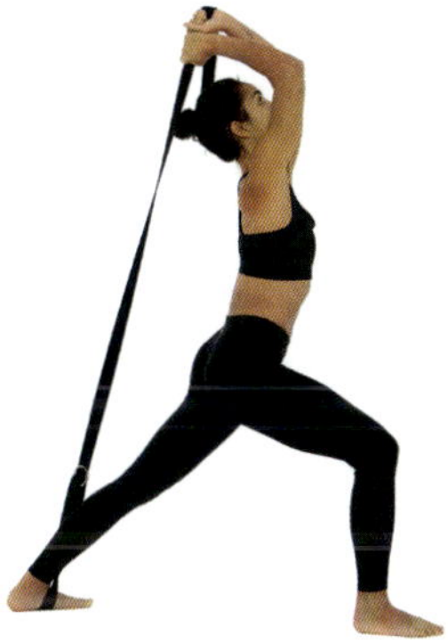

1. Komme an das Mattenende. Mache eine kleine Schlaufe in den Gurt.

2. Stelle deinen linken Fuß in die Schlaufe des Gurts. Halte das lange Gurtende in der linken Hand.

3. Gehe mit dem rechten Fuß einen großen Schritt nach vorne. Der linke Fuß bleibt schräg nach außen gedreht (circa 45 Grad). Halte den hinteren Fuß fest geerdet in der Schlaufe. Der vordere Oberschenkel ist leicht nach innen, der hintere Oberschenkel leicht nach außen rotiert.

4. Hebe die Arme lang gestreckt über die Seite nach oben und greife mit der rechten Hand nach dem Gurt.

5. Halte den Gurt in beiden Händen. Deine Ellbogen zeigen nach vorne oben.

6. Ziehe den Gurt in die Länge nach oben. Spüre, wie sich die Wirbelsäule weiter aufrichten kann und der Brustkorb sich öffnet.

7. Schiebe die Außenkante des hinteren Fußes fester in die Schlaufe. Durch das Strecken des Gurts rotiert der Oberschenkel weiter nach außen.

Bleibe für einige tiefe Atemzüge in dieser Position. Wechsle auf die andere Seite.

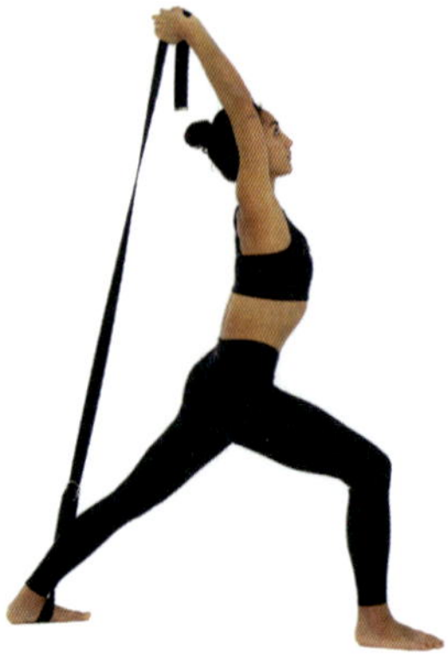

Der Gurt aktiviert den hinteren Oberschenkel und unterstützt ihn in seiner Außenrotation, die für die Stabilisierung des Beckens notwendig ist. Durch das Langziehen des Gurts wird die Wirbelsäule aus der Aufrichtung des Beckens heraus gestreckt.

Der Gurt verbindet alle wichtigen Körperteile in dieser Haltung, betont die Basis des hinteren Fußes am Boden als auch die Streckung der Wirbelsäule nach oben, wodurch der Brustkorb besser geöffnet werden kann.

Um die Außenrotation des hinteren Oberschenkels zu verdeutlichen, kann der Gurt alternativ um den Oberschenkel gelegt werden. Dies betont außerdem die gerade Ausrichtung des Beckens.

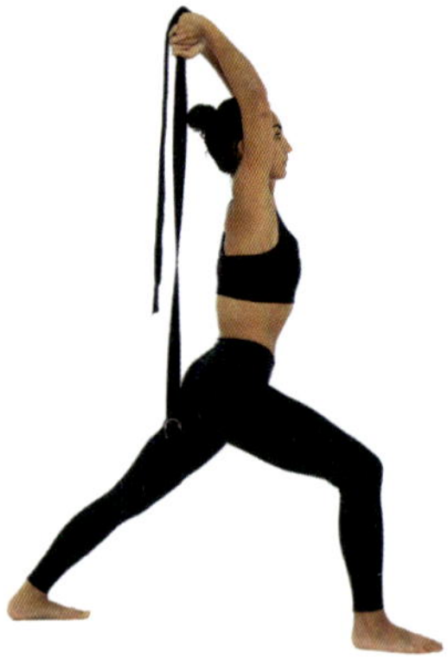

Virabhadrasana II - Krieger II

Vira = mutig, *Bhadra* = schön

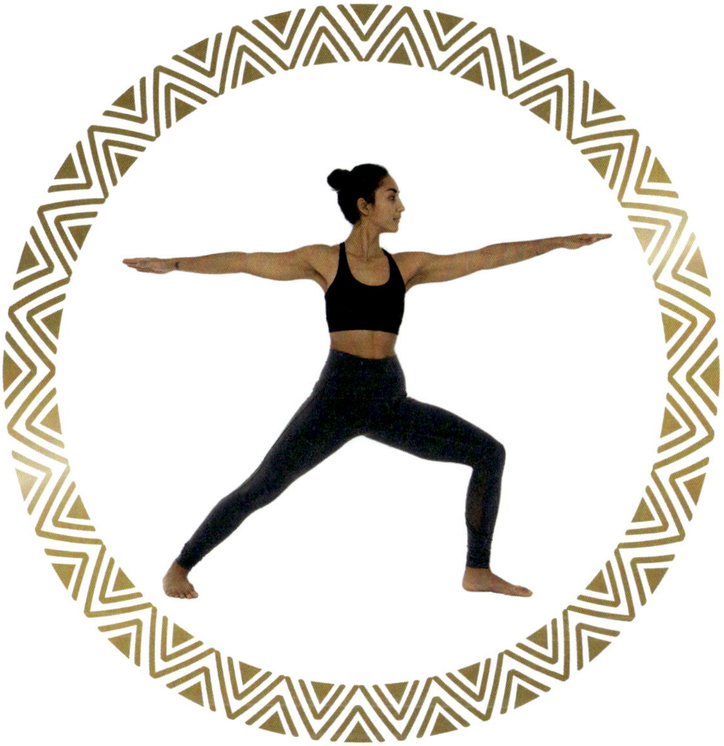

Der *Krieger II* gilt als eine der bekanntesten Standhaltungen des Hatha-Yoga. Er symbolisiert Ausgeglichenheit und Standhaftigkeit. Die Herausforderung liegt darin, die Wirbelsäule vertikal über dem Becken ausgerichtet zu halten, ohne das Gewicht zu sehr ins gebeugte Vorderbein zu verlagern.

Standhaftigkeit bedeutet auf physischer Ebene, beide Beine gleichmäßig zu belasten. Die Füße stehen fest geerdet am Boden und ziehen Energie aus der Erde nach oben. Dies spricht vor allem die untersten drei Chakren an (Wurzel-, Sakral-, Nabelchakra; siehe S. 19).

Auf muskulärer Ebene werden vor allem die Schultern und Oberschenkel sowie die Rumpfmuskulatur trainiert. Die Hüften werden geöffnet und Knie- sowie Hüftgelenke beweglicher. Darüber hinaus kräftigt und dehnt das längere Halten im *Krieger II* die großen Muskelgruppen der Beine und der Brustpartie.

Virabhadrasana II mit Gurt

Ausrichtung des Beckens/Ausrichtung des Knies

1. Mache eine weite Schlaufe in den Gurt. Steige in den Gurt und komme in den weiten Ausfallschritt.

2. Stelle dich mit dem rechten Fuß auf den Gurt und spanne die andere Seite des Gurts um das linke Schienbein.

3. Beuge das linke Bein. Der Gurt ist auf Spannung.

4. Halte das linke Bein in einem rechten Winkel und schiebe die Außenkante des rechten Fußes in die Matte.

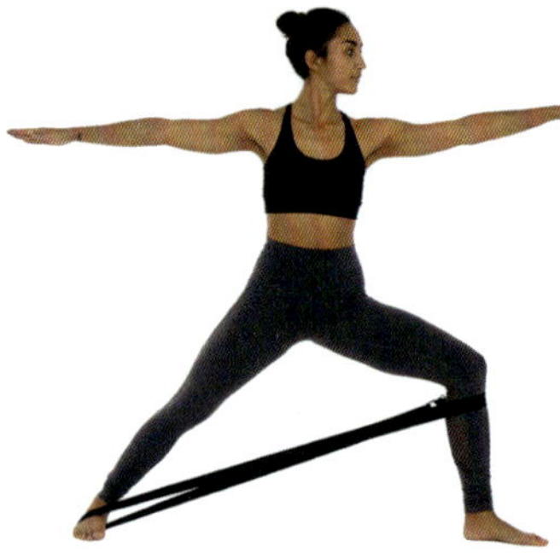

5. Strecke die Arme auf Schulterhöhe zu den Seiten, der Blick geht über den linken Arm nach vorne.

6. Richte das Becken auf und verlängere die Wirbelsäule.

Bleibe in dieser Position bis zu einer Minute. Vertiefe den Atem in den Brustkorb. Komme aus der Haltung und wechsle die Seiten.

Der Gurt stabilisiert das vordere Knie und hilft dabei, das hintere Bein zu aktivieren, um das Gleichgewicht in der Haltung zu finden. Das Becken bleibt in seiner korrekten Ausrichtung, während die Aufrichtung der Wirbelsäule justiert werden kann.

Virabhadrasana II mit einem Klotz an der Wand

Stabilisierung des Kniegelenks

1. Komm circa 25 Zentimeter entfernt von einer Wand in den *Krieger II*. Der Blick ist in Richtung Wand ausgerichtet.

2. Klemme einen Klotz horizontal zwischen das vordere Knie und die Wand.

3. Presse das vordere Bein aktiv in den Klotz. Das Steißbein entspannt nach unten in Richtung Matte.

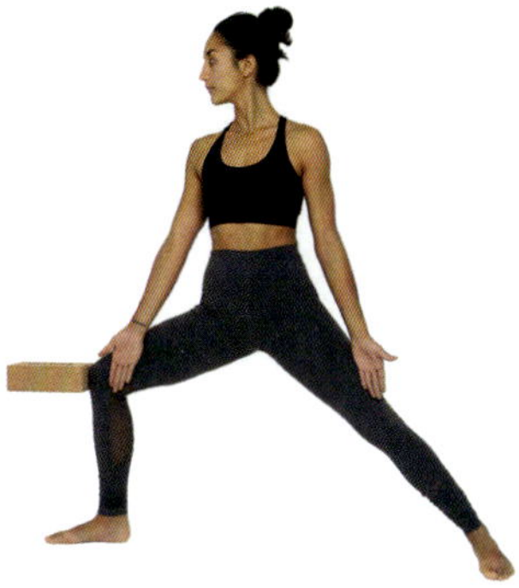

Halte diese Position für einige tiefe Atemzüge im *Krieger II*. Wechsle die Seiten.

Der Klotz verhindert eine Überstreckung des Kniegelenks über den rechten Winkel hinaus. Dadurch wird das hintere Standbein aktiviert und das Gewicht gleichmäßig auf beiden Beinen verteilt.

Utthita Trikonasana – Dreieck

Utthita = gestreckt, *Tri* = drei, Kona = Winkel

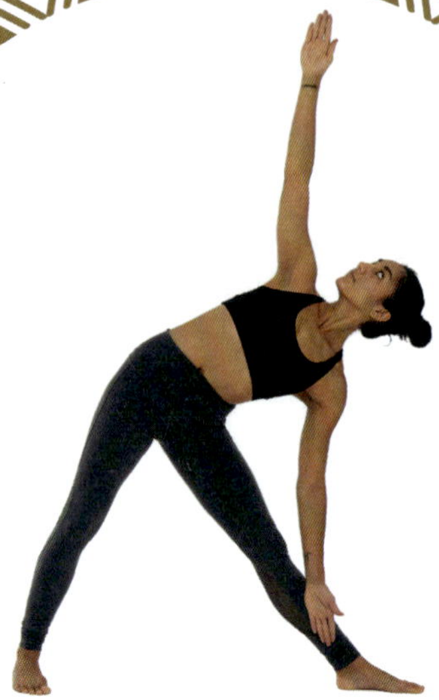

Das *gestreckte Dreieck* zählt zu den intensivsten Standhaltungen, da nahezu alle Muskelketten des Körpers aktiviert und gedehnt werden. *Utthita Trikonasana* verbessert die Beweglichkeit der Wirbelsäule, öffnet den Brustkorb und stärkt Beine, Rumpf sowie die Bänder und Fußknöchel.

Rückenschmerzen können gelindert werden. Der feste Stand und die Streckung des Rumpfs über das Becken spricht das Wurzelchakra an. Die Weite des Brustkorbs lenkt den Atem in den Herzraum und stimuliert *Anahata Chakra* (S. 19).

Utthita Trikonasana mit einem Klotz

Ausrichtung der Schultern

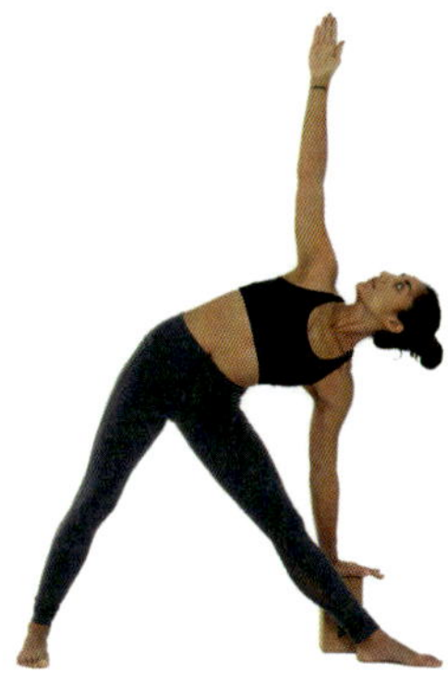

1. Platziere einen Klotz aufgerichtet am Anfang der Matte.

2. Komme in *Utthita Trikonasana* und bringe die vordere Hand auf den Klotz, an die Außenseite des vorderen Fußes.

3. Verlängere den oberen Arm in einer vertikalen Linie zum Klotz. Die Schultern stehen exakt übereinander.

4. Übertrage mehr Gewicht von der unteren Hand in das hintere Standbein.

5. Öffne den Brustkorb weiter.

Alternativ kann der Klotz an der Innenseite des vorderen Fußes platziert werden.

Halte diese Position für einige tiefe Atemzüge. Komme aus der Haltung und wechsle die Seiten.

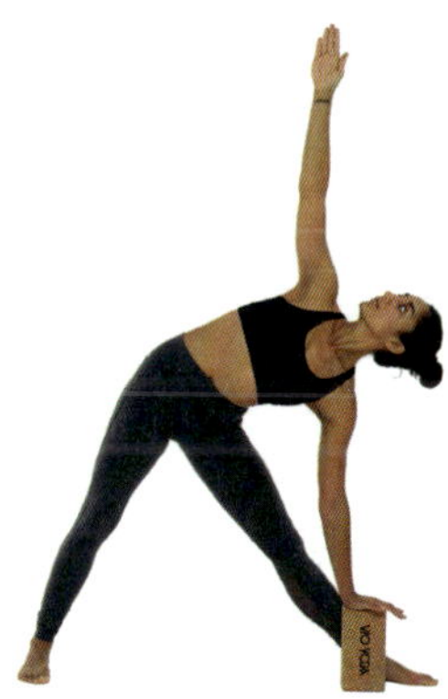

Diese Variante bietet sich vor allem für Beginner an, die an ihrer Haltung arbeiten möchten. Der Klotz dient als Unterstützung für den unteren Arm. Dadurch wird die seitliche Rumpfmuskulatur entlastet. Die Ausrichtung der Schultern in ihrer vertikalen Linie wird erleichtert.

Utthita Trikonasana mit einem Gurt

Aktivierung des hinteren Oberschenkels/Öffnung des Brustkorbs

1. Mache eine kleine Schlaufe in den Gurt. Steige mit dem rechten Fuß in den Gurt.
2. Mache mit dem linken Fuß einen großen Schritt nach vorne. Die Zehen schauen gerade nach vorne. Der hintere Fuß ist parallel zum Mattenende ausgerichtet.
3. Greife mit der rechten Hand das Ende des Gurts und strecke den Arm in einer Linie zur Schulter in Richtung Decke.
4. Schiebe aktiv in die hintere Fußaußenkante und halte den Gurt über dir auf Spannung.
5. Atme ein und öffne dich vom hinteren Oberschenkel, über die Hüfte, in den Brustkorb.

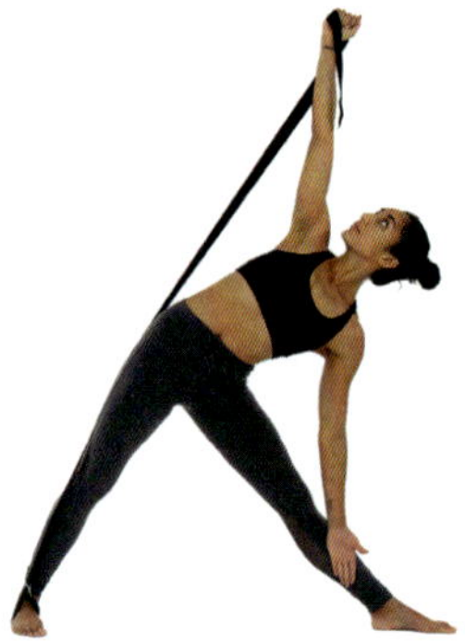

Bleibe in dieser Position hier für einige tiefe Atemzüge. Wechsle die Seiten.

Diese Variante bringt Aktivität in das hintere Standbein, den Rumpf und die obere Schulter. Die Öffnung der Körperseite bis in den Brustkorb sowie die Dehnung der Innenseite des vorderen Standbeins wird intensiviert.

Parivrtta Trikonasana – gedrehtes Dreieck

Parivrtta = gedreht, *Trikona* = drei Winkel, Dreieck

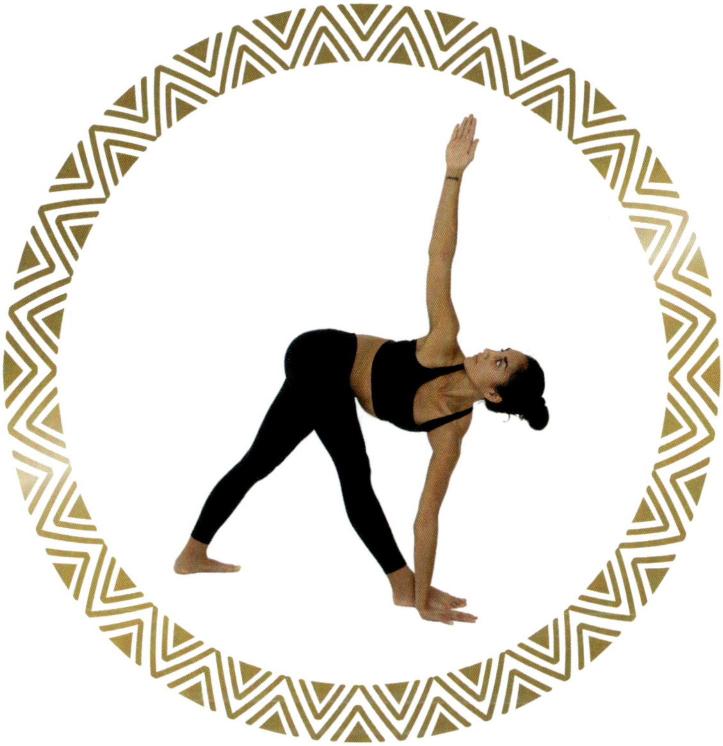

Die gedrehte Variante des *Dreiecks* ist eine anspruchsvolle Standhaltung, die neben der Beweglichkeit des Rückens ein hohes Maß an Gleichgewicht erfordert. Durch den intensiven Twist der Brustwirbelsäule wird die Durchblutung der Nerven entlang der Wirbelsäule verbessert. Ein tiefer Atem wirkt sich in der Drehung positiv auf die Versorgung der Bauchorgane aus und steht insgesamt für mehr Vitalität.

Über die Drehung hinaus wird der Brustkorb geöffnet und die Stabilität sowie der Gleichgewichtssinn gefördert. Bei Verletzungen im Rücken oder Bandscheibenbeschwerden sollte diese Haltung gemieden werden.

Parivrtta Trikonasana mit einem Klotz

Ausrichtung des Beckens

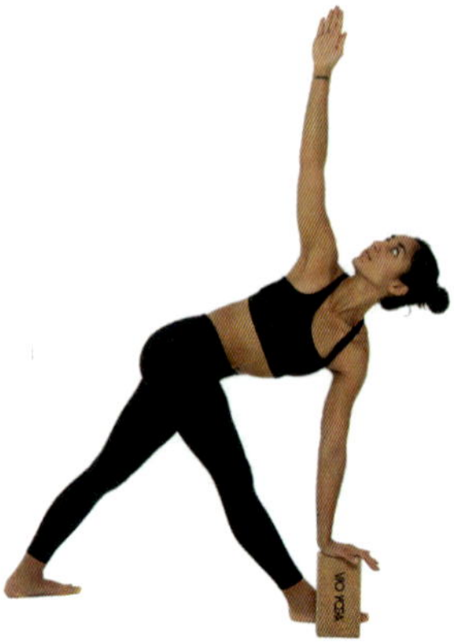

1. Platziere einen aufgestellten Klotz am Anfang der Matte.

2. Gehe mit dem rechten Fuß einen Schritt auf den Klotz zu. Die Zehen schauen gerade zum Klotz. Drehe den linken Fuß 45 Grad nach außen. Die Hüfte schaut nach vorne. Die Füße sind hüftbreit aufgestellt und stehen fest am Boden.

3. Bringe die rechte Hand an die Hüfte. Hebe den linken Arm und strecke den Rücken. Atme ein.

4. Stelle die linke Hand auf dem Klotz ab. Atme aus.

5. Rolle die rechte Schulter über die linke. Atme ein. Drehe den Blick über die rechte Schulter nach oben.

6. Strecke den rechten Arm. Die Schultern stehen übereinander.

Als einfachere Variante kann der Klotz auch an der Innenseite oder vor dem vorderen Fuß platziert werden.

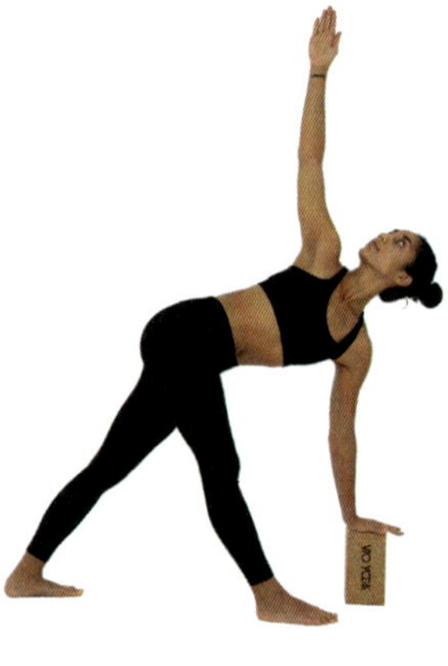

Der Klotz unterstützt dabei, das Gleichgewicht in der Haltung zu finden und somit das Becken in die korrekte Ausrichtung zu bringen. Durch die Verlängerung des unteren Arms kann der Brustkorb weiter geöffnet werden.

Parsvakonasana – seitlicher Winkel

Utthita = Streckung, *Parshva* = Seite, *Kona* = Winkel

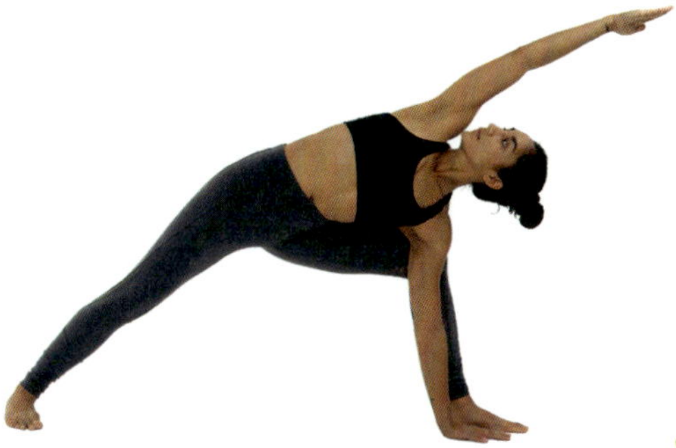

Parsvakonasana gehört zu den Standardhaltungen des Hatha-Yoga und streckt, wie der Name bereits verrät, die gesamte Körperseite. Das Auseinanderdehnen des Körpers von den Zehen bis in die Fingerspitzen erweitert die Atemräume und wirkt lindernd bei Schmerzen im unteren Rücken. Die Oberschenkelmuskulatur und die Körpermitte wird gekräftigt.

Uttitha Parsvakonasana mit einem Klotz

Ausrichtung des Knies

1. Stelle einen Klotz aufgerichtet an den Mattenanfang.
2. Gehe mit dem rechten Bein einen großen Schritt zurück in einen weiten Stand.
3. Drehe den vorderen Fuß parallel zur Mattenseite. Der hintere Fuß steht parallel zum Mattenende.
4. Strecke die Arme auf Schulterhöhe zur Seite und beuge das vordere Bein (siehe *Virabhadrasana II*, S. 69). Das Bein ist im rechten Winkel und das Knie sollte direkt über dem Knöchel stehen.
5. Lehne dich über das linke Bein nach vorne und bringe die linke Hand auf den Klotz an die Außenseite des vorderen Fußes.
6. Hebe den rechten Arm über den Kopf. Strecke den Arm so lang wie möglich, halte ausreichend Abstand zwischen Schulter und Ohr.
7. Die LINKE Schulter sollte in vertikaler Linie über dem Klotz stehen.
8. Rotiere den hinteren Oberschenkel weiter nach außen und presse die Fußaußenkante fester in die Matte.

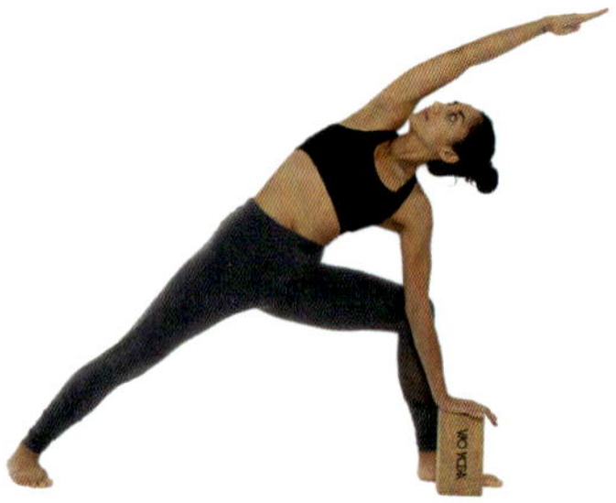

Dehne die gesamte Flanke und bleibe für einige tiefe Atemzüge in dieser Position. Wechsle die Seite.

Der Klotz dient als Verlängerung des unteren Arms und nimmt Belastung aus dem vorderen Standbein. Durch die Unterstützung des Klotzes kann der Fokus auf die seitliche Dehnung der Flanke gelegt werden. Achte insbesondere darauf, nicht in die Seite des gebeugten Beins zu kollabieren. Die Erhöhung des Klotzes erleichtert es, den hinteren Standfuß anzusteuern und tiefer in die Haltung zu verwurzeln.

Uttitha Parsvakonasana mit einem Gurt

Streckung der Flanke

1. Lege einen Gurt um den rechten Fuß. Halte das Ende des Gurts mit der rechten Hand.
2. Gehe mit dem linken Bein einen großen Schritt nach vorne. Beuge das Knie in einen rechten Winkel zum Knöchel.
3. Lege den linken Unterarm auf dem Oberschenkel ab und ziehe den rechten Arm mit dem Gurt über den Kopf.
4. Halte den Gurt auf Spannung und schiebe den hinteren Fuß aktiv in die Schlaufe.
5. Rotiere den hinteren Oberschenkel von innen mehr nach außen.
6. Strecke die gesamte rechte Flanke. Atme tief ein und versuche, den Brustkorb weiter in Richtung Gurt zu öffnen.

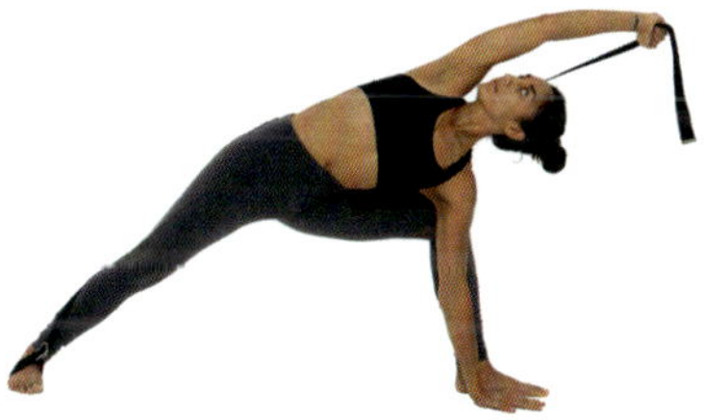

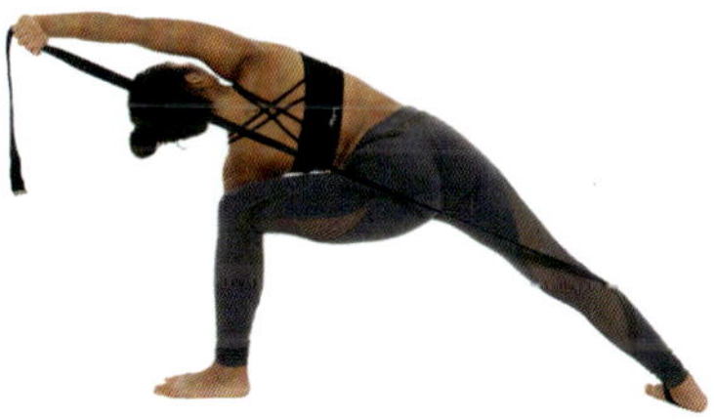

Halte diese Position für einige tiefe Atemzüge. Das Gewicht ist auf beiden Beinen gleichmäßig verteilt. Löse den Gurt und komme aus der Haltung. Wechsle auf die andere Seite.

Der Gurt hilft dabei, das hintere Standbein aktiv in der Außenrotation des Oberschenkels zu halten, die wichtig für die Stabilisierung des Kniegelenks ist. Darüber hinaus vertieft das Halten des Gurts die Streckung der gesamten Körperseite und die Öffnung des Brustkorbs.

Ardha Chandrasana – Halbmond

Ardha = Halb, *Chandra* = Mond

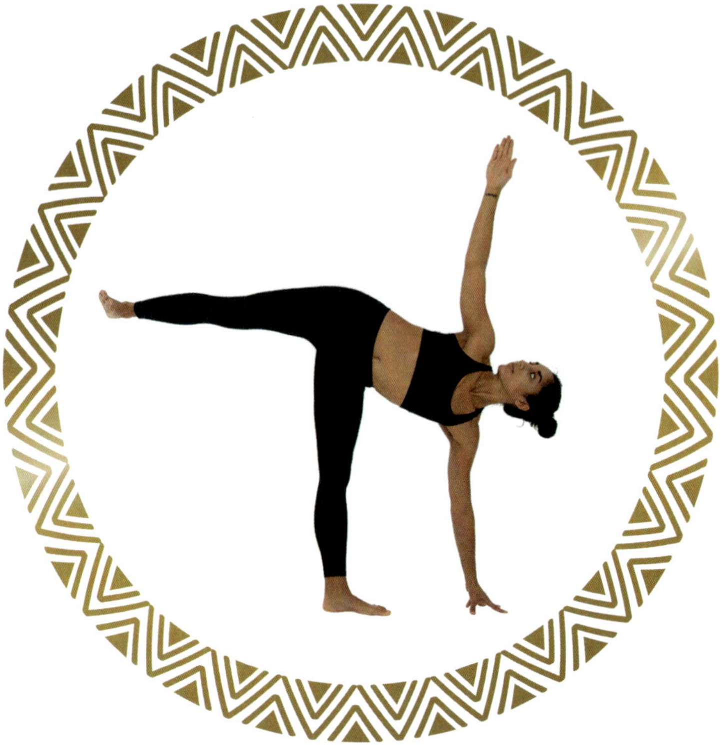

Ardha Chandrasana gehört zu den stehenden Balanceübungen. Der *Halbmond* trainiert den Gleichgewichtssinn und die tiefe Haltemuskulatur entlang der Wirbelsäule. Durch die Dehnung der Hüfte können Schmerzen im unteren Rücken und Ischiasbeschwerden gelindert werden. Der Knöchel des Standbeins wird gestärkt und die Durchblutung des Fußes wird verbessert.

Ardha Chandrasana ist eine komplexe Haltung, die viele Muskeln in Beinen, Rumpf und Oberkörper beansprucht. Dies wirkt sich auf die Stabilität des Wurzelchakras aus. Die Öffnung von Hüfte und Schultern hat darüber hinaus einen positiven Einfluss auf das Herzchakra.

Ardha Chandrasana mit einem Klotz

Ausrichtung der Arme

1. Platziere einen aufgestellten Klotz am Mattenanfang.

2. Mache mit dem linken Bein einen großen Schritt zurück. Komme in den *Krieger II* (S. 69).

3. Verlängere den vorderen Arm in Richtung Klotz. Stelle die Hand auf dem Klotz ab. Verlagere das Gewicht in den Klotz und hebe das hintere Bein.

4. Bringe den Klotz weiter nach vorne, sodass die Schultern exakt übereinander ausgerichtet sind.

5. Der vordere Fuß zeigt zum Klotz. Spreize das hintere Bein weiter ab und flexe den Fuß in der Luft. Wenn du Stabilität in der Haltung gefunden hast, öffne den Brustkorb weiter und hebe den Blick zum oberen Arm.

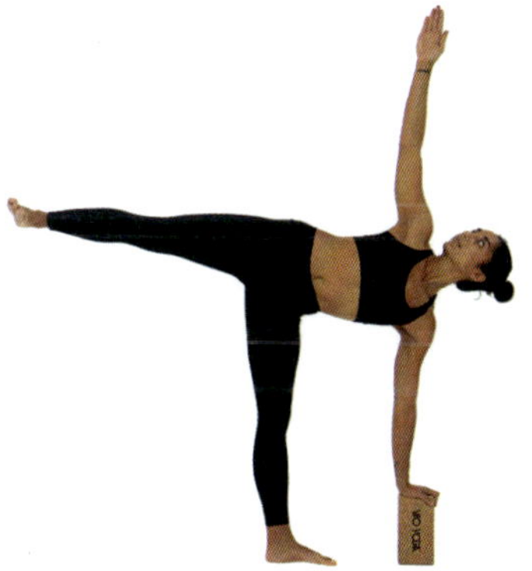

Bleibe für einige tiefe Atemzüge in dieser Position. Gehe einen großen Schritt zurück in den *Krieger II*. Wechsle die Seiten.

Der Klotz dient als Verlängerung des unteren Arms und hilft, auch mit anfänglichen Gleichgewichtsproblemen in die korrekte Ausrichtung der Haltung zu finden. Bei Steifheit im unteren Rücken unterstützt der Klotz bei der Öffnung der Hüfte.

Prasarita Padottanasana – weite stehende Vorbeuge

Prasarita = ausgestreckt, *Pada* = Fuß

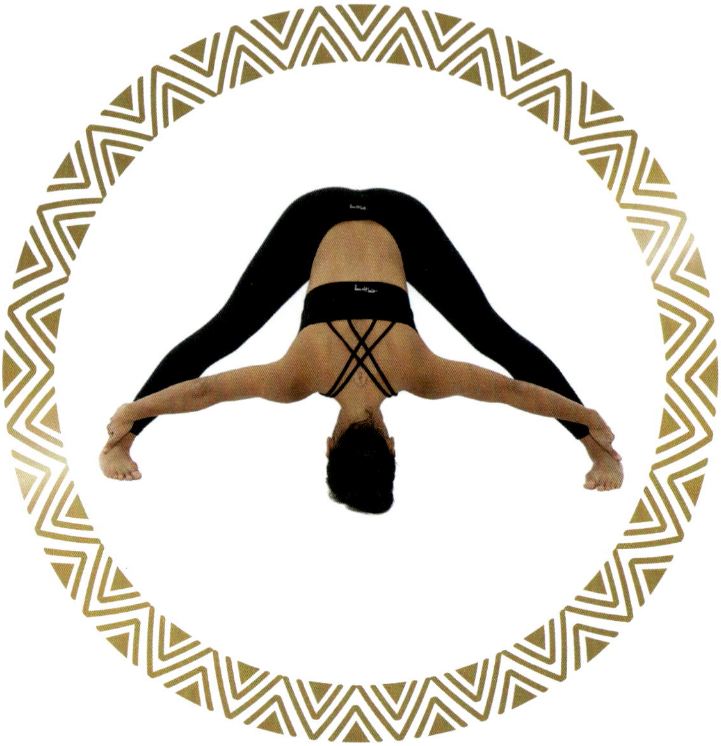

Prasarita Padottanasana wirkt besonders beruhigend auf den Geist, da die weite Ausrichtung der Füße auch in Kopfüberstellung das Gefühl von Stabilität gibt. Die Öffnung der Hüfte erleichtert die Streckung des unteren Rückens in die Vorbeuge. So kann auch der Kopf entspannt nach unten hängen, wodurch wiederum die Halswirbelsäule gelockert wird.

Die Beinrückseiten werden gedehnt und können Schmerzen im unteren Rücken lindern. Knie- und Hüftgelenke werden gekräftigt. Das Wurzel- und das Sakralchakra werden geöffnet. Durch das Senken des Scheitelpunkts wird darüber hinaus auch das Kronenchakra aktiviert.

Prasarita Padottanasana mit einem Gurt

Aktivierung der Beine/Dehnung der Beinrückseiten

1. Bringe eine große Schlaufe in den Gurt. Öffne die Füße in eine weite Grätsche und spanne den Gurt um die Fußaußenkanten.
2. Halte den Gurt auf Spannung und komme tief in die Vorbeuge.
3. Versuche, die Beine gegen den Gurt weiter zu strecken. Die Oberschenkel sind aktiv.

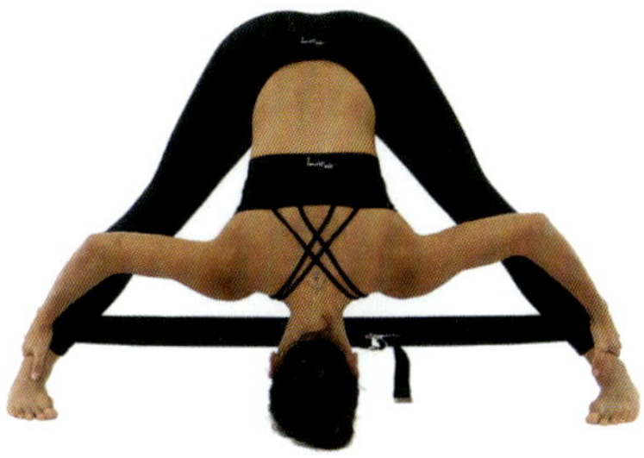

Bleibe für einige tiefe Atemzüge in dieser Position (nicht länger als eine Minute) Bringe die Hände an die Hüften und komme mit langem Rücken, der Kopf als Letztes, zurück in die Aufrichtung.

Der Gurt erleichtert es, die Fußaußenkanten in die Matte zu pressen. Da der Gurt auf Spannung gehalten wird, werden die Oberschenkel und Abduktoren automatisch aktiviert. Dies bringt Kompaktheit ins Becken und verhindert, dass die Füße wegrutschen. Die Dehnung in den Oberschenkelrückseiten wird verstärkt.

Prasarita Padottanasana mit zwei Klötzen

Intensivierung der Vorbeuge

1. Bringe die zwei flachen Klötze in deinen grätschweiten Abstand.

2. Stelle dich auf die Klötze.

3. Presse die Füße aktiv in die Klötze. Aktiviere die Oberschenkel. Stelle sicher, dass du nicht wegrutschen kannst.

4. Bringe die Hände in die Hüften und beuge dich langsam nach vorne.

5. Bringe die Hände an die Außenseiten der Knöchel und verlängere die Krone des Kopfs in Richtung Boden.

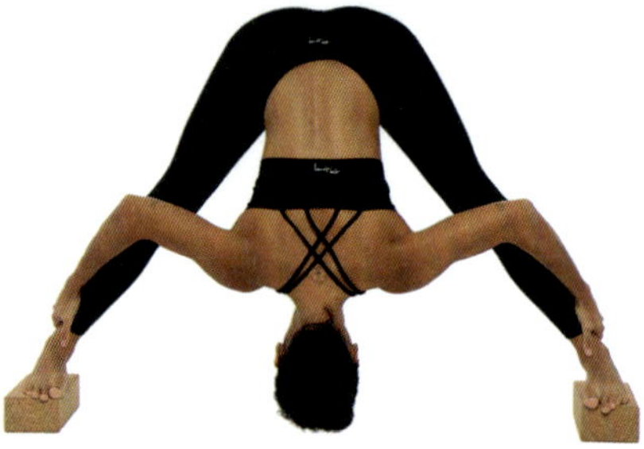

Die Klötze dienen als Verlängerung der Beine und helfen in einen intensiveren Stretch der Beinrückseiten. Diese Variante hilft vor allem Menschen mit einem langen Oberkörper tiefer in die Vorbeuge hinein. Die Wirbelsäule und vor allem der untere Rücken kann noch besser gestreckt werden.

Prasarita Padottanasana Twist mit einem Klotz

Öffnung des Brustkorbs

1. Stelle einen flachen Klotz an die lange Seite der Matte.
2. Komme in eine weite Grätsche. Die Füße sind parallel zu den kurzen Mattenkanten ausgerichtet.
3. Bringe die Hände an die Hüften und beuge dich mit langer Wirbelsäule nach vorne.
4. Stelle die linke Hand auf dem Klotz ab. Atme ein und hebe den rechten Arm. Die Arme sind in einer vertikalen Linie übereinander ausgerichtet. Öffne den Brustkorb.

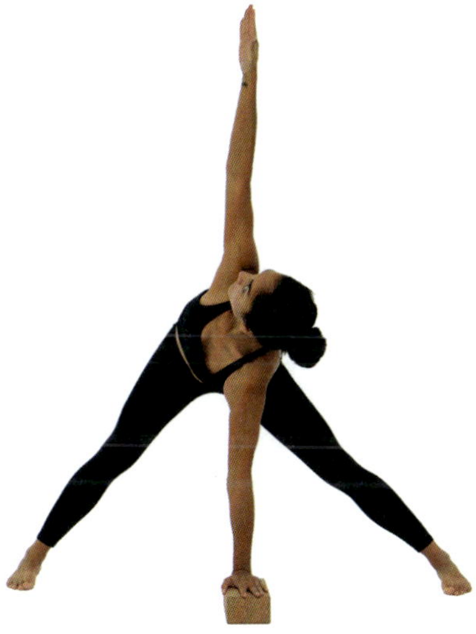

Bleibe für einige tiefe Atemzüge in dieser Position. Komme zurück in die Mitte und wechsle die Seite.

Die Klötze dienen als Verlängerung der Arme und ermöglichen eine weitere Öffnung des Brustkorbs, ohne dabei die Ausrichtung des Beckens zu beeinträchtigen. Der Twist wird so auch als Dehnung in den Hüften und in den Beininnenseiten spürbar.

Parsvottanasana – intensive Flankenstreckung

Parsva = Seite, *Uttana* = strecken

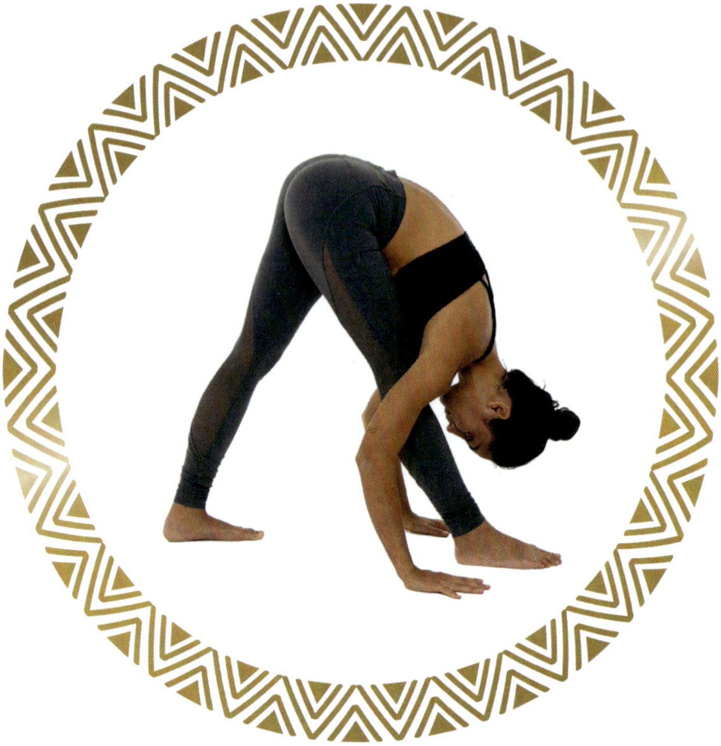

Parsvottanasana – oft auch als *Pyramide* bekannt – zählt zu den vorbeugenden Standhaltungen, die neben den Beinrückseiten, auch den Brustkorb sowie die Flanken dehnt. Der Gleichgewichtssinn wird geschult.

Um ein stabiles Fundament zu erschaffen und die volle Wirkung von *Parsvottanasana* zu entfalten, ist der Aufbau der Haltung von großer Bedeutung. Um sicher stehen zu können, sind Klötze eine gute Hilfe.

Parsvottanasana mit zwei Klötzen

Ausrichtung des Beckens

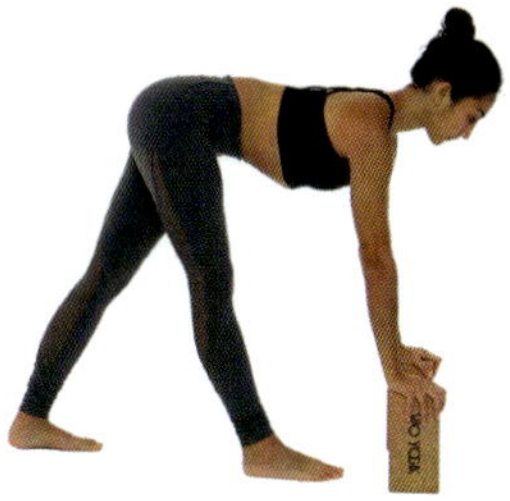

1. Stelle zwei aufgerichtete Klötze an den Mattenanfang.
2. Gehe mit dem linken Fuß einen mittelgroßen Schritt zurück und drehe ihn um etwa 45 Grad nach außen.
3. Halte beide Füße fest am Boden und bringe die Hände an die Hüften. Atme ein, schaffe Länge in der Wirbelsäule und beuge dich mit gestrecktem Rücken nach vorne.
4. Bringe die Hände auf die aufgestellten Klötze. Die Klötze stehen unter deinen Schultern.

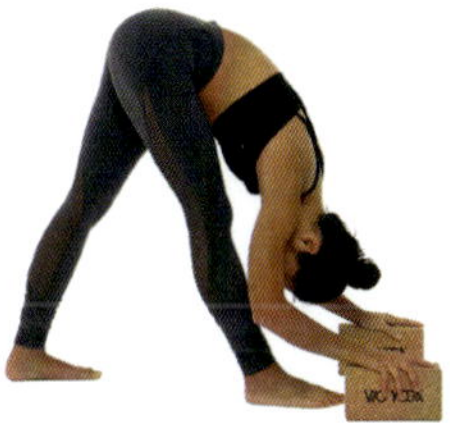

5. Ziehe die rechte Hüfte sanft zurück, sodass das Becken gerade ausgerichtet bleibt. Das vordere Bein ist minimal gebeugt und beide Oberschenkel sind gleichmäßig aktiviert.
6. Mit einer Ausatmung beuge dich nach vorne in die Vorbeuge.

Halte diese Position für einige tiefe Atemzüge. Komme mit langem Rücken zurück in die Aufrichtung und wechsle die Seiten.

Diese Variante ist vor allem für Anfänger geeignet, die noch Probleme mit dem Gleichgewicht haben. Die Klötze unterstützen dabei, die Balance zu finden, um die Haltung in Ruhe aufbauen zu können. Als Verlängerung der Arme helfen sie außerdem bei der Ausrichtung des Beckens und bei der Stabilisierung der Füße am Boden.

Parsvottanasa mit einem Gurt

Öffnung der Schultern

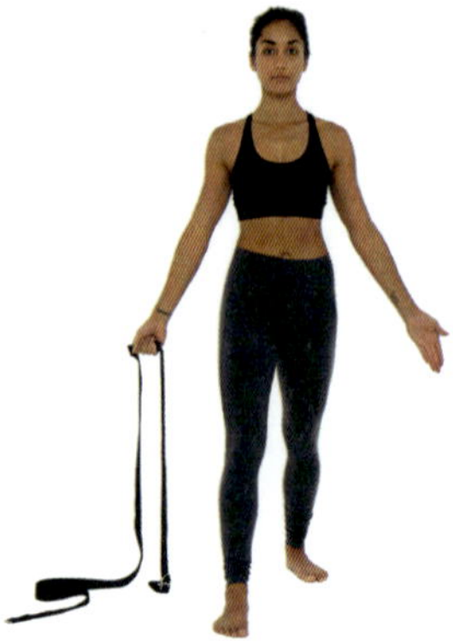

1. Halte einen Gurt in der rechten Hand.
2. Gehe mit dem linken Fuß einen mittelgroßen Schritt zurück und drehe ihn um etwa 45 Grad nach außen. Die Füße sind hüftbreit aufgestellt.
3. Hebe den rechten Arm über den Kopf. Beuge den Arm, sodass das lange Ende des Gurts nach unten hängt.
4. Öffne den linken Arm leicht zur Seite. Die Handfläche schaut nach vorne.
5. Kippe die linke Schulter nach vorne, sodass die Handfläche nach hinten zeigt.

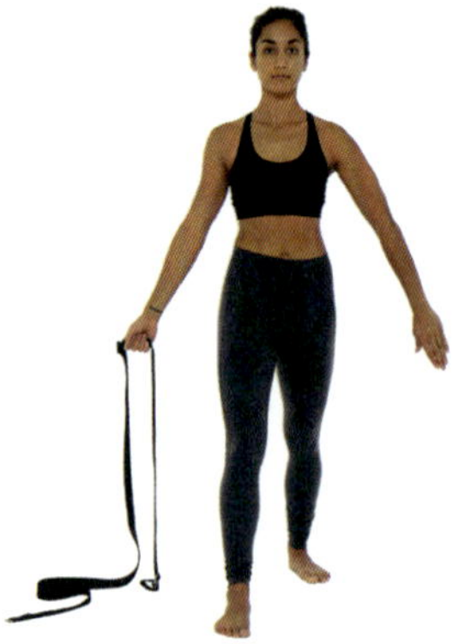

6. Beuge den linken Arm und greife hinter dem Rücken das untere Ende des Gurts.

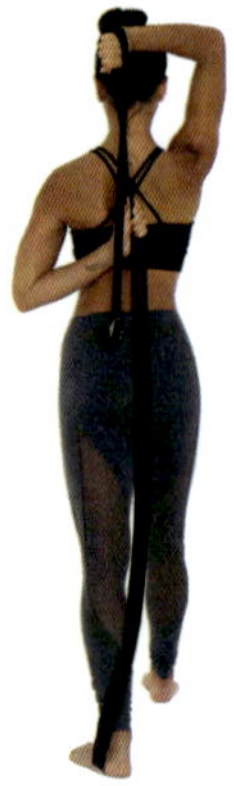

7. Ziehe an beiden Enden des Gurts und strecke die Wirbelsäule so lang wie möglich.

8. Halte das vordere Bein leicht gebeugt. Atme ein und lehne dich mit langem Rücken nach vorn.

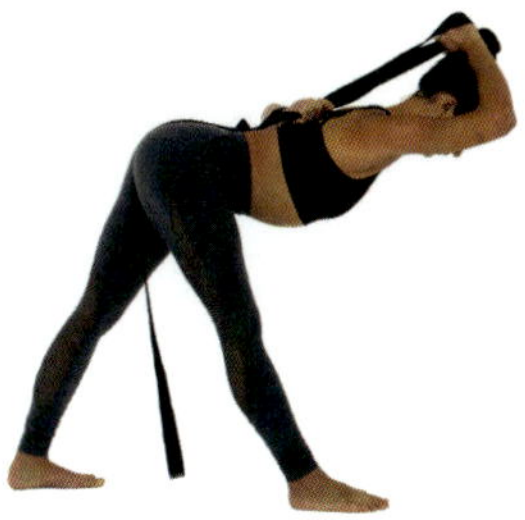

9. Atme aus und sinke tiefer in die Vorbeuge. Halte den Gurt an beiden Enden auf Spannung. Der Brustkorb bleibt geöffnet.

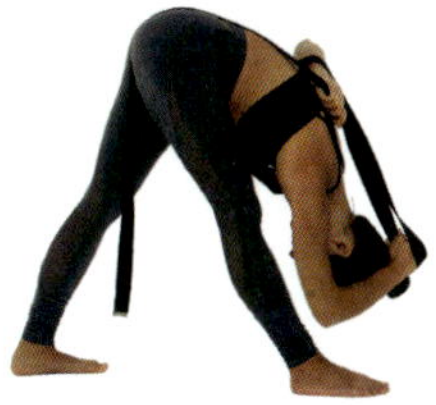

Halte diese Position für einige tiefe Atemzüge. Halte die Spannung im Gurt und richte dich langsam nach oben auf. Wechsle die Seiten.

Diese Variante eignet sich für Fortgeschrittene, die sicher in der Haltung stehen und die Dehnung der Flanken sowie die Öffnung des Brustkorbs vertiefen möchten. Der Gurt sorgt für die Länge der Wirbelsäule und bringt Mobilität in die Schultergelenke. Der obere Rücken wird in der Position stabilisiert.

Virabhadrasana III – Krieger III

Vira = mutig, *Bhadra* = schön

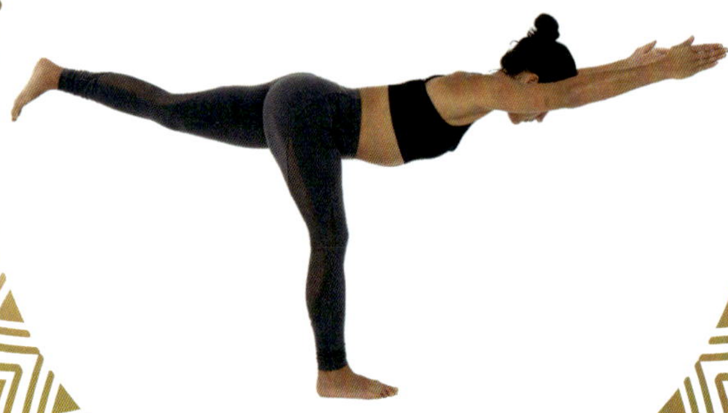

Der *Krieger III* symbolisiert Ruhe, Gelassenheit und innere Balance, denn anders als *Virabhadrasana I und II* steht er nur auf einem Bein. Die Hüften sind geschlossen, um die Balance zu halten. Wie in einer Standwaage müssen die kleinen stabilisierenden Muskeln die Wirbelsäule in ihrer horizontalen Ausrichtung halten. Neben dem Gleichgewicht wird also die Tiefenmuskulatur trainiert.

Das Sprunggelenk des Standbeins und die Oberschenkel werden gekräftigt und die Rumpfmuskulatur angesprochen. Die Position des Kopfs in Verlängerung der Wirbelsäule trainiert den Gleichgewichtssinn besonders gut, da dieser sich im Innenohr befindet.

Virabhadrasana III mit zwei Klötzen

Ausrichtung des Beckens

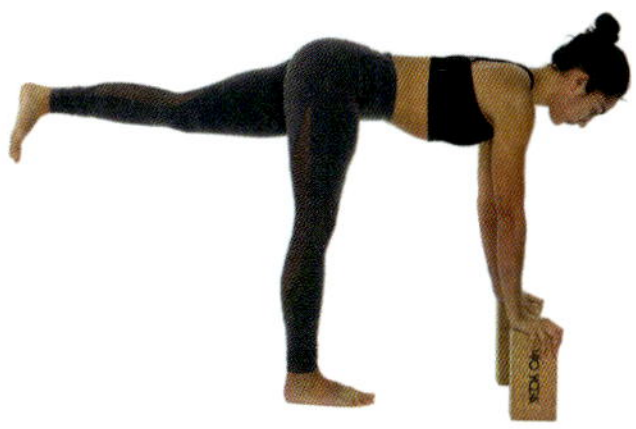

1. Stelle zwei Klötze aufrecht an den Mattenanfang.
2. Komme in eine halbe Vorbeuge. Platziere die Hände auf den aufgestellten Klötzen. Die Klötze stehen exakt unter den Schultern.
3. Richte den Blick auf einen ruhigen Punkt am Boden aus. Der Nacken ist lang.
4. Hebe das linke Bein langsam nach hinten. Die Hüfte ist geschlossen und das Bein aktiv gestreckt. Der Fuß ist geflext und die Zehen schauen gerade nach unten.
5. Halte das Standbein aktiv und ziehe das Brustbein länger nach vorne, um die Wirbelsäule weiter zu strecken. Der untere Fuß ist gerade nach vorne ausgerichtet.

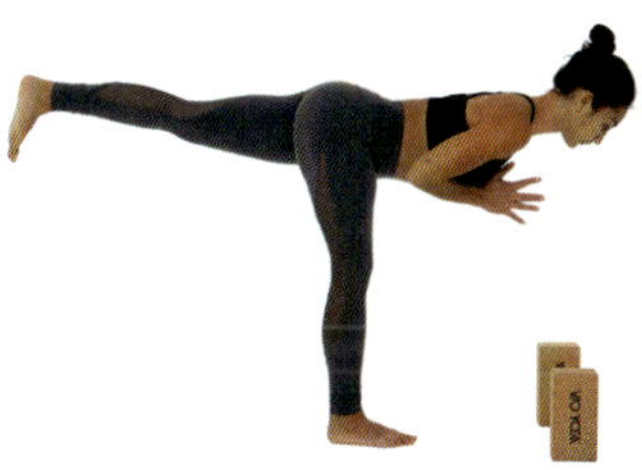

6. Wenn du die Balance gefunden hast, löse die Hände langsam von den Klötzen und bringe sie vor das Herz. Die Handflächen liegen aneinander und der Daumen schiebt das Brustbein leicht zurück.

Halte diese Position für einige tiefe Atemzüge. Stelle den linken Fuß langsam neben den rechten. Wechsle die Seiten.

*Diese Variante eignet sich vor allem für Anfänger, die an ihrem Gleichgewichtssinn arbeiten. Die Schwierigkeit im **Krieger III** liegt darin die Hüfte beim Heben des Beins geschlossen zu halten, um ein Hohlkreuz zu vermeiden. Die Klötze dienen als Verlängerung der Arme und helfen dabei, das Gleichgewicht in der Haltung zu finden und die richtige Ausrichtung des Beckens beizubehalten. So kann die Wirbelsäule weiter gestreckt werden.*

Virabhadrasana III mit einem Gurt

Aktivierung des gehobenen Beins/Streckung der Wirbelsäule

1. Bringe einen Gurt kurz oberhalb deines linken Knies an. Halte das Ende des Gurts in beiden Händen hinter dem Körper.

2. Gehe mit dem rechten Fuß einen großen Schritt nach vorne.

3. Greife den Gurt über die Innenseite des linken Beins. Ziehe am Ende des Gurts, um die Innenseite des Oberschenkels von außen weiter nach innen zu rotieren.

4. Atme ein und ziehe das Ende des Gurts mit beiden Händen über den Kopf. Hebe dabei das linke Bein lang nach hinten. Komme in *Virabhadrasana III*.

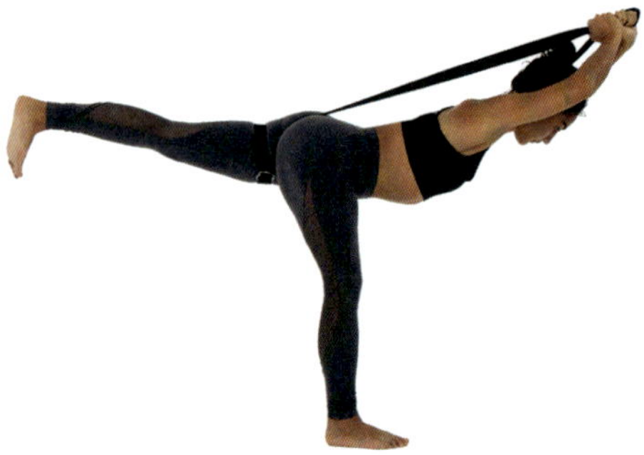

5. Halte den Gurt auf Spannung und den Oberkörper waagerecht zur Matte ausgerichtet. Die Arme sind lang über dem Kopf. Die Schulterblätter rotieren nach innen und der Brustkorb weitet sich. Schiebe die hintere Ferse aktiv zurück und hebe das Bein auf eine Linie mit der Wirbelsäule. Die Hüften sind geschlossen.

Bleibe in dieser Position für einige tiefe Atemzüge. Halte den Gurt auf Spannung, um die Wirbelsäule weiter zu strecken. Wechsle die Seiten.

*Diese Variante intensiviert den **Krieger III** für Fortgeschrittene. Der Gurt erleichtert das Halten des hinteren Beins über die Kraft der Arme und im oberen Rücken. Das Strecken der Wirbelsäule wird begünstigt, die Öffnung des Brustkorbs verstärkt und der Schultergürtel gekräftigt.*

Utkatasana – Stuhlhaltung

Utkata = hoch, mächtig

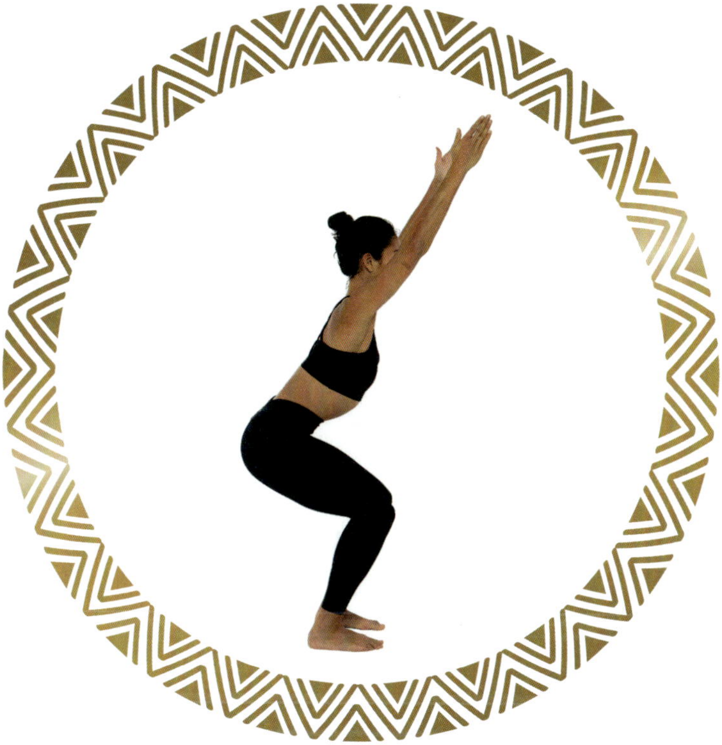

Übersetzt bedeutet *Utkatasana* die mächtige oder kraftvolle Haltung. In der gebeugten Haltung der Beine wird der volle Einsatz der Oberschenkel gefordert. Die Streckung der Wirbelsäule impliziert die Aktivierung der Rumpfmuskulatur.

In der vollständigen Haltung werden die Arme lang nach vorne gestreckt. Dadurch können die Rumpfseiten besser gestreckt werden. Die Aktivierung der großen Muskeln im Körper regt Herz und Kreislauf an und sorgt somit für eine verbesserte Durchblutung. Die Atemräume öffnen sich und das Herzchakra wird stimuliert.

Utkatasana mit einem Klotz

Aktivierung der Oberschenkel/Ausrichtung des Beckens

1. Bringe einen Klotz zwischen die Oberschenkelinnenseiten.

2. Beuge die Beine und strecke die Arme lang nach vorne, um in *Utkatasana* zu kommen. Das Steißbein schiebt lang in Richtung Fersen und der Brustkorb öffnet sich. Die Knie bleiben über der Mitte des Fußrückens gebeugt und sollten nicht über die Zehenspitzen ragen.

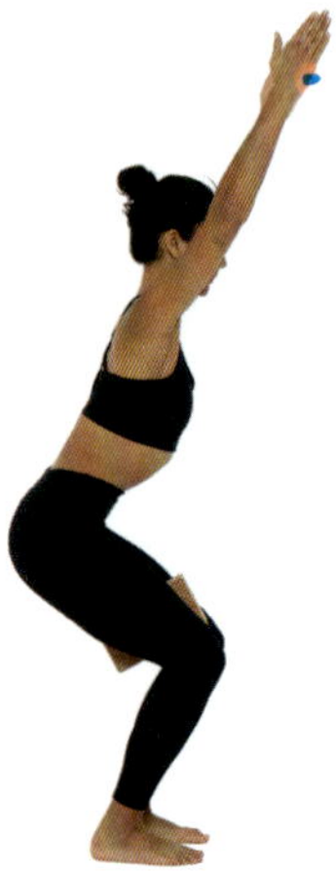

Halte diese Position für einige tiefe Atemzüge in *Utkatasana*. Presse dabei die Innenseiten der Oberschenkel aktiv in den Klotz. Senke langsam die Arme und strecke die Beine, um die Haltung zu lösen.

Ziel der Haltung ist es, den unteren Rücken lang zu halten, während der Brustkorb sich öffnet. Das Halten des Klotzes kräftigt die Adduktoren auf der Innenseite der Oberschenkel und hilft Anfängern dabei, das Becken aufzurichten, ohne in ein Hohlkreuz zu kippen.

Utkatasana Twist mit einem Klotz

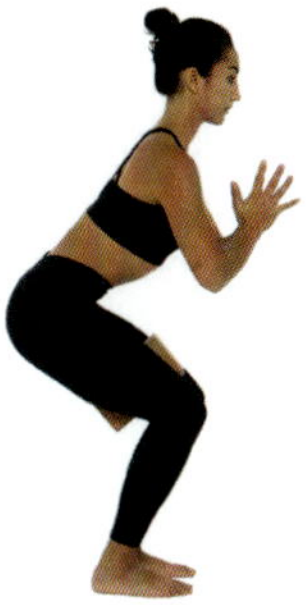

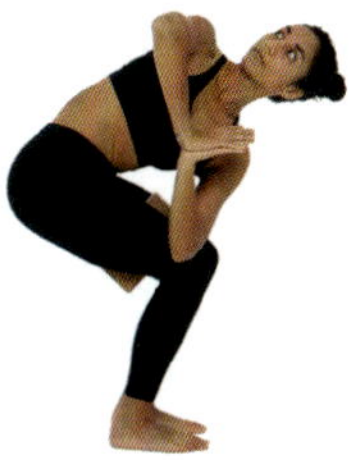

Ausrichtung des Beckens/Beweglichkeit der Brustwirbelsäule

1. Bringe einen Klotz zwischen die Oberschenkelinnenseiten.
2. Lege die Handflächen aneinander und bringe die Hände vor dein Herz.
3. Beuge die Beine und drehe den Oberkörper nach rechts.
4. Strecke die Wirbelsäule in die Länge und beuge die Beine tiefer, um den linken Ellbogen an die Außenseite des rechten Oberschenkels zu bringen.
5. Atme ein und schaffe Länge im oberen Rücken. Schiebe das Brustbein gegen deine Daumen.
6. Atme aus und drehe den Brustkorb weiter nach rechts. Halte den Klotz fest zwischen den Oberschenkeln. Das Becken bleibt gerade, während der Rumpf über die Brustwirbelsäule gedreht wird.

Halte diese Position für einige tiefe Atemzüge. Drehe den Oberkörper langsam zurück zur Mitte und richte dich auf. Wechsle die Seiten.

Die Schwierigkeit der gedrehten Stuhlhaltung besteht darin, das Becken gerade zu halten, während der Oberkörper sich dreht. Das Halten des Klotzes ermöglicht den vom unteren Teil des Körpers isolierten Twist aus der Brustwirbelsäule.

Geöffneter Twist mit einem Klotz

Öffnung des Brustkorbs/Dehnung der Oberschenkelaußenseite

1. Stelle einen Klotz aufrecht an den Anfang der Matte.
2. Stelle die linke Hand darauf ab. Der Klotz ist in einer Linie zur linken Schulter.
3. Beuge das linke Bein und strecke den rechten Arm lang nach oben. Der Brustkorb öffnet sich. Die Arme sind in einer vertikalen Linie zueinander ausgestreckt.

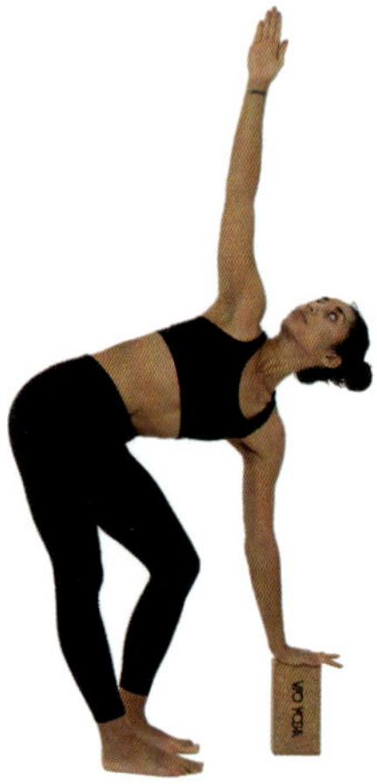

Halte diese Position für einige tiefe Atemzüge. Drehe den Oberkörper weiter auf, ohne die Erdung des rechten Fußes zu verlieren. Drehe dich langsam zurück nach unten und wechsle auf die andere Seite.

Der Klotz dient als Verlängerung des unteren Arms und hilft in eine weitere Öffnung des Brustkorbs, ohne die Ausrichtung des Beckens zu vernachlässigen. Die Außenseite des Oberschenkels wird intensiv gedehnt.

Natajarasana – Tänzer

Nata = Tänzer, *Raja* = König

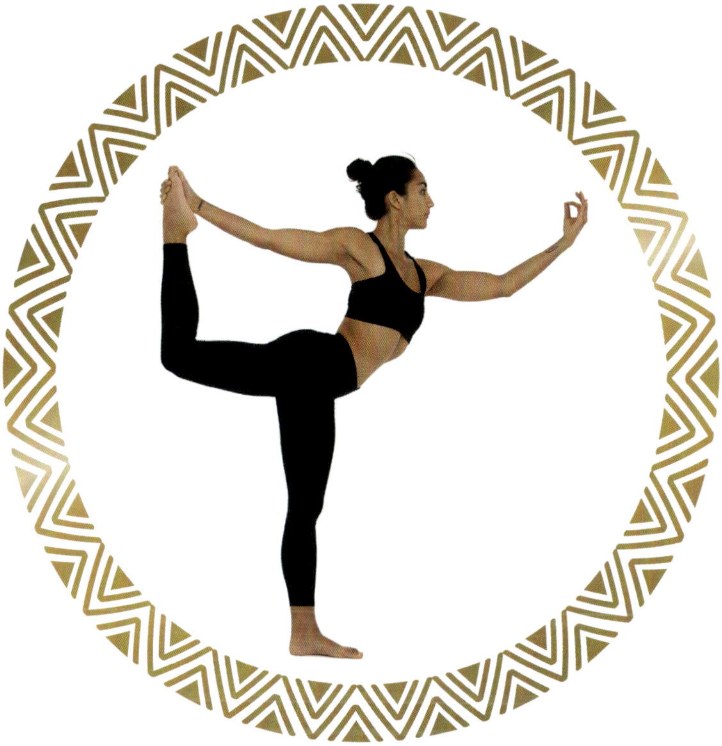

Natajarasana ist dem hinduistischen Gott Shiva gewidmet, der laut indischen Mythen als außerordentlicher Tänzer gilt. Die Kombination aus Rückbeuge und Balancehaltung gehört zu den fortgeschrittenen Yogaposen, die ein hohes Maß an körperlicher Stärke und geistiger Geduld erfordert. Bei korrekter Ausführung verbessert sie das Gleichgewicht, dehnt die Körpervorderseite und öffnet Leisten-, Bauch- und Herzraum. Das Wurzel-, das Sakral- und vor allem das Herzchakra wird stimuliert.

Insgesamt hat der *Tänzer* einen harmonisierenden Effekt auf das System und sorgt für körperliche als auch geistige Stabilität. Bei akuten Beschwerden im Rücken oder Knieproblemen sollte die Haltung nicht ausgeführt werden.

Natajarasana mit einem Gurt

Öffnung des Brustkorbs/Kräftigung der Oberschenkel und des Schultergürtels

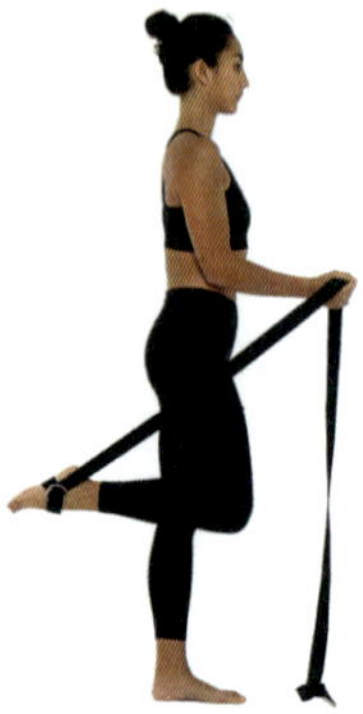

1. Bringe eine kleine Schlaufe in den Gurt. Lege die Schlaufe des Gurts um deinen rechten Fuß.
2. Greife mit der rechten Hand das lange Ende des Gurts.
3. Beuge das rechte Bein und ziehe die Ferse an die rechte Gesäßhälfte.
4. Lege den Gurt über die linke Schulter und greife mit der rechten Hand über den Kopf. Fasse mit beiden Händen den Gurt.
5. Aktiviere das Standbein, lehne dich mit dem Oberkörper nach vorne und ziehe das lange Ende des Gurts über den Kopf. Das gebeugte Bein kommt höher.

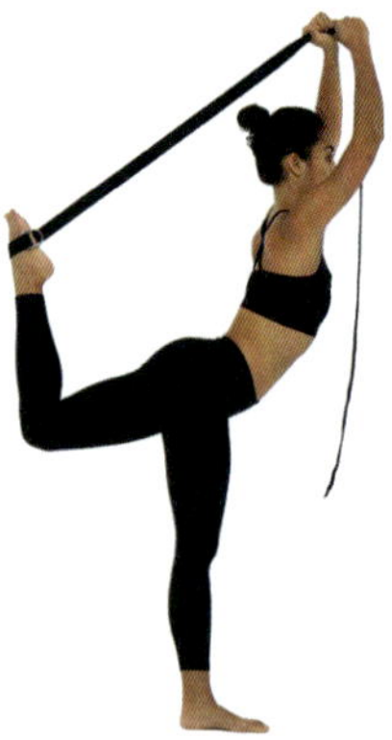

Halte diese Position für einige tiefe Atemzüge. Löse langsam die rechte, dann die linke Hand vom Gurt und wechsle die Seiten.

Diese Variante bietet Fortgeschrittenen die Möglichkeit, die Rückbeuge in der Haltung zu vertiefen. Je kürzer der Gurt gegriffen wird, desto weiter kann das Bein gehoben werden. Dies intensiviert die Öffnung der Körpervorderseite und die Kräftigung des Schultergürtels. Der Fuß kann aktiv in die Schlaufe gedrückt werden, um die Oberschenkelmuskulatur anzusteuern.

Ushtrasana – Kamel

Ushtra = Kamel

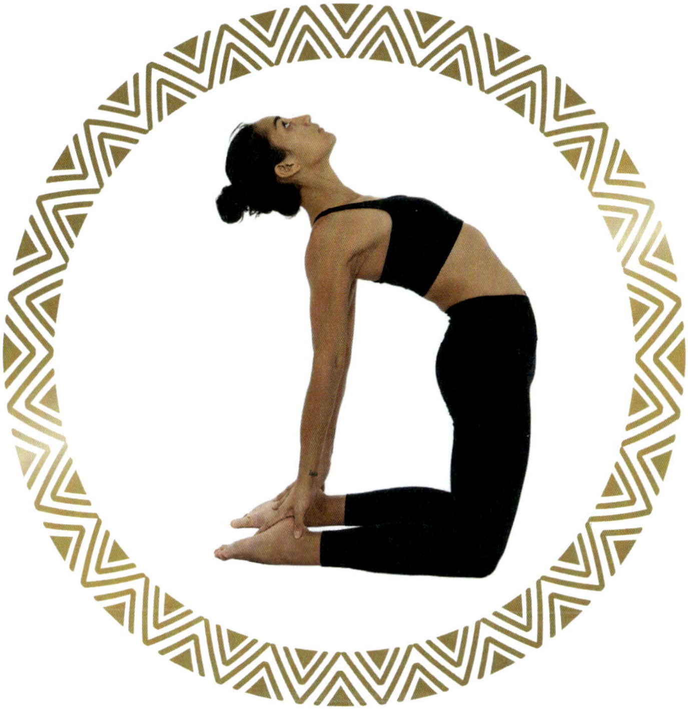

Die Kamelhaltung ist eine intensive Rückbeuge, die, anders als andere Herzöffner, im Kniestand ausgeführt wird. Neben den Muskeln im Rücken und der Wirbelsäule muss daher auch die Rumpfmuskulatur deutlich mehr Haltearbeit leisten.

Die Körpervorderseite wird gestreckt, Brust und Schultern werden gedehnt und durch die Aktivierung der Atemhilfsmuskulatur werden die Atemräume geöffnet. Das Lungenvolumen wird erweitert und die inneren Organe werden stimuliert.

Auf energetischer Ebene spricht dies vor allem das Herz- und das Kehlchakra an. Auf emotionaler Ebene fördert *Ushtrasana* das Selbstvertrauen, da der sensible Bereich von Herz- und Bauchraum schutzlos geöffnet wird.

Ushtrasana sollte nur dann praktiziert werden, wenn keine Verletzungen oder akuten Beschwerden im Rücken vorliegen. Bei einer gesunden Wirbelsäule und korrekter Ausführung wirkt *Ushtrasana* vorbeugend gegen Rückenbeschwerden, da diese Asana die innere Haltemuskulatur kräftigt.

Ushtrasana mit zwei Klötzen

Unterstützung des Rückens

1. Stelle zwei aufgerichtete Klötze im schulterbreiten Abstand in die Mattenmitte.

2. Komme in den Kniestand. Der Rücken ist den Klötzen zugewandt, die Zehen sind aufgelegt.

3. Bringe die Hände an den unteren Rücken und lehne den oberen Rücken langsam zurück. Das Becken bleibt über den Knien ausgerichtet und die Bauchmuskulatur ist aktiv.

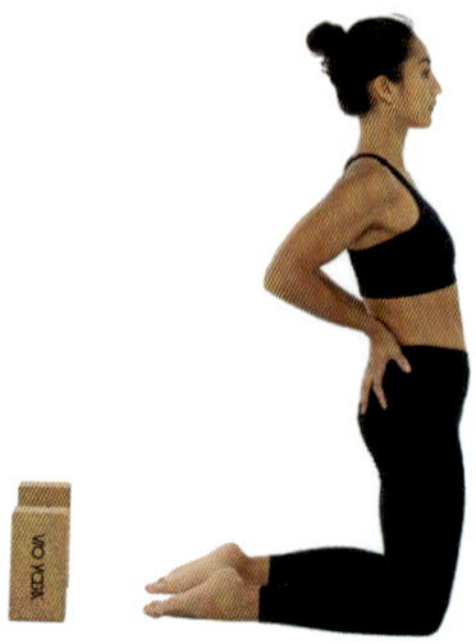

4. Spanne die Gesäßmuskulatur an und löse langsam die Hände vom Rücken.

5. Stelle die Hände auf den Klötzen ab. Die Klötze stehen unter den Schultern.

6. Rolle die Schulterblätter nach innen und lasse den Kopf langsam in den Nacken sinken.

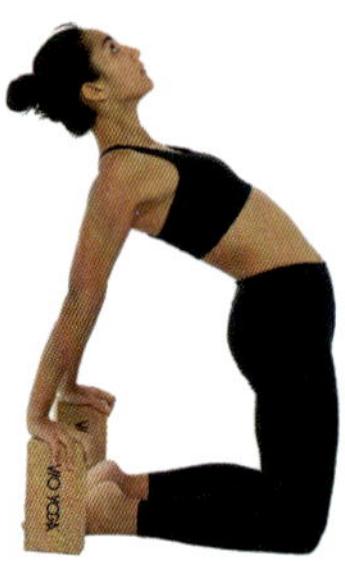

7. Atme ein und schiebe das Brustbein höher. Atme aus und schiebe das Becken sanft nach vorne.

Bleibe für einige tiefe Atemzüge in dieser Haltung. Bringe die Hände langsam zurück an den unteren Rücken, hebe den Kopf und richte den Rest des Oberkörpers unter angespannter Bauchmuskulatur auf. Komme ausgleichend in die Haltung des *Kindes* (S. 150).

Die Klötze dienen als Verlängerung der Arme und ermöglichen Fortgeschrittenen die Vertiefung ihrer Rückbeuge, bevor für die volle Variante die Hände die Fersen erreichen können. Für Anfänger sind die Klötze besonders bei verkürzten Oberschenkelvorderseiten eine gute Unterstützung, um sich der Endposition anzunähern und den unteren Rücken zu entlasten.

Navasana - Boot

Nava = Boot

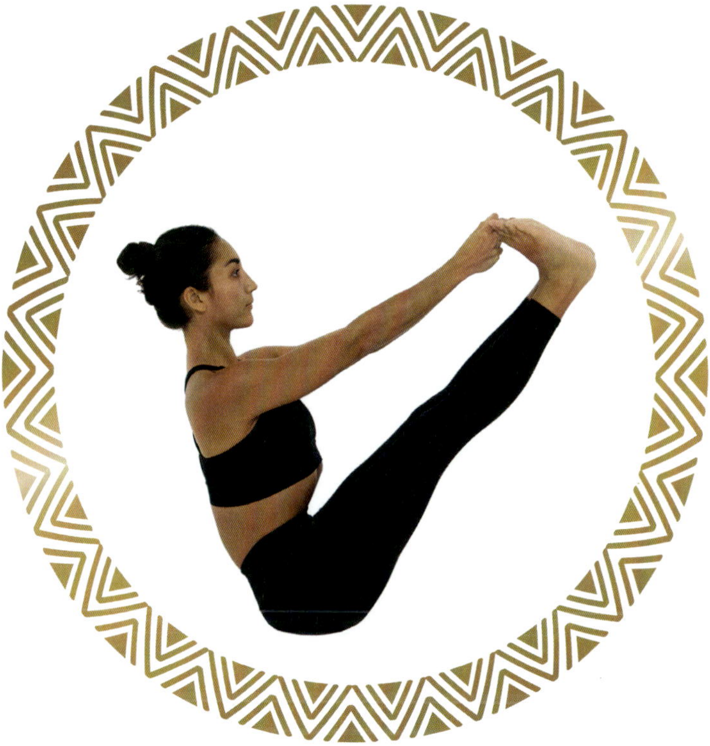

Navasana zählt zu den Balanceübungen. Da sie im Sitzen ausgeführt wird, fordert sie vor allem die Rumpfmuskulatur, die das Gleichgewicht beim Balancieren auf den Sitzbeinhöckern austariert. Während der untere Bauch dafür sorgt, die Länge im unteren Rücken beizubehalten, arbeiten die Hüftbeuger daran, das Gewicht der Beine zu tragen.

Energetisch steht das *Boot* für die Stabilität im Wurzelchakra sowie für die Kraft der Körpermitte im Nabelchakra. Auf geistiger Ebene fördert *Navasana* die Konzentration und das Durchhaltevermögen. Bei Rückenbeschwerden oder schwacher Bauchmuskulatur sollte das *halbe Boot*, mit gebeugten Beinen, ausgeführt werden.

Navasana mit einem Klotz

Aktivierung der Beckenbodenmuskulatur/Hüftbeuger

1. Komme ins Sitzen. Die Füße sind aufgestellt und die Wirbelsäule gerade über dem Becken ausgerichtet.
2. Klemme einen Klotz zwischen die Oberschenkel.
3. Greife mit den Händen an die Oberschenkelaußenseiten und lehne dich mit lang gestrecktem Rücken zurück.
4. Löse langsam die Füße von der Matte. Halte den Klotz zwischen den Oberschenkeln fest.
5. Balanciere auf den Sitzbeinhöckern und strecke die Arme lang nach vorne aus. Der Blick ist klar auf die großen Zehen ausgerichtet. Die Füße sind geflext.

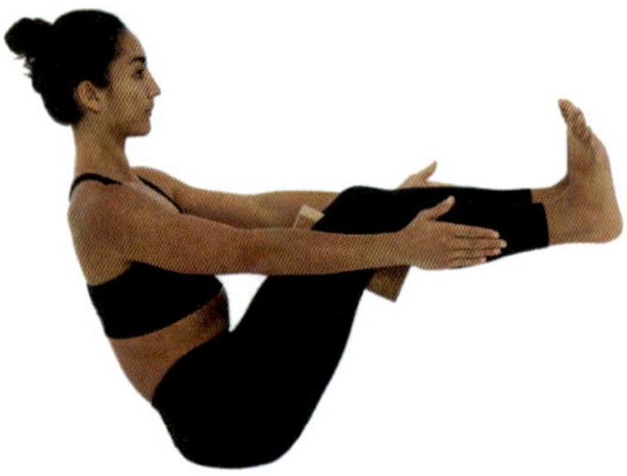

Halte diese Position für einige tiefe Atemzüge. Stelle die Füße langsam ab.

Das Halten des Klotzes aktiviert die Oberschenkelinnenseiten, die Hüftbeuger sowie die tiefe Beckenbodenmuskulatur, die zum Halten des Gleichgewichts sowie der Beine benötigt wird.

Navasana mit einem Gurt

Entlastung des unteren Rückens

1. Komme in einen aufrechten Sitz. Die Füße sind vor dir aufgestellt.

2. Bringe einen weiten Gurt um den oberen Rücken und die Fußsohlen. Halte die Gurtschnalle an der Seite, sodass sie griffbereit ist.

3. Mit Kraft aus der Bauchmuskulatur hebe die Beine. Wenn nötig, verändere die Weite des Gurts.

4. Langsam beginne, die Fußsohlen in den Gurt zu schieben und die Beine zu strecken.

5. Balanciere dich auf den Sitzbeinhöckern und halte die Wirbelsäule aufrecht, während du dich in den Gurt zurücklehnst.

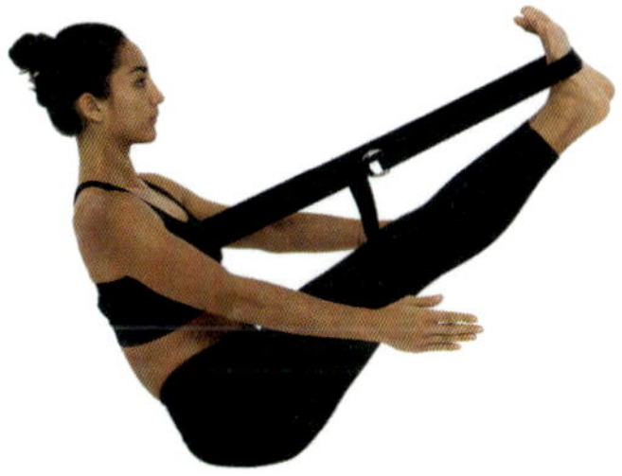

Bleibe so lange in dieser Haltung, wie es für dich angenehm ist.

Der Gurt ermöglicht es dir, die volle Variante der Haltung einzunehmen, ohne dass Bauch und Rücken das Gewicht der Beine tragen müssen. Die Variante wirkt daher vor allem entlastend auf den unteren Rücken.

Setu Bandhasana – Schulterbrücke

Setu = Brücke / *Bandha* = Bau

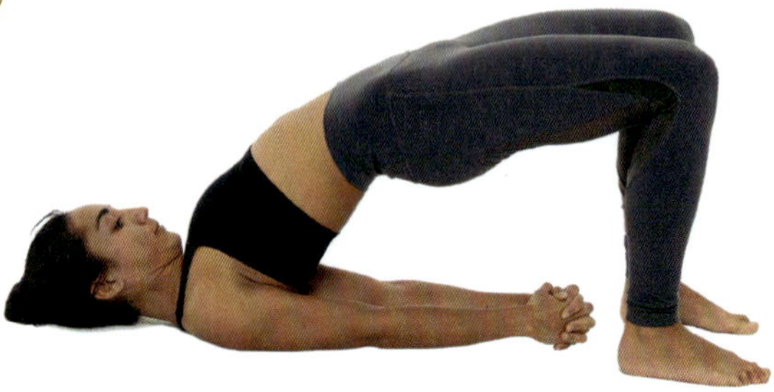

Die *Schulterbrücke* – oder auch das *halbe Rad* genannt – ist liegende Umkehrhaltung und Rückbeuge in einem. Energetisch hat sie daher einen sehr belebenden als auch beruhigenden Effekt und dient als softere Variante von *Chandrasana* – dem *vollen Rad* (S. 107).

Die Schulterbrücke spricht in erster Linie das Herz- und das Kehlchakra an, wirkt sich aber auch kräftigend auf das Nabel- und das Wurzelchakra aus. Die Haltemuskulatur bilden Rumpf-, Rücken-, Oberschenkelmuskulatur sowie die Gesäßmuskulatur.

Das Heben des Beckens bezweckt die Kräftigung der Körperrückseite und die Streckung der Körpervorderseite. Je nachdem, welche Variante der Arme gewählt wird, werden die Schultern und der Brustkorb geweitet.

Setu Bandhasana mit einem Klotz unter dem Kreuzbein

Unterstütze die Schulterbrücke

1. Halte einen Klotz griffbereit und komme in die Rückenlage. Die Füße sind eine Handlänge vor dem Gesäß aufgestellt.

2. Hebe das Becken in *Setu Bandhasana* und bringe den Klotz unter das Kreuzbein. Je nach Intensität kann der Klotz flach oder hochkant aufgestellt sein.

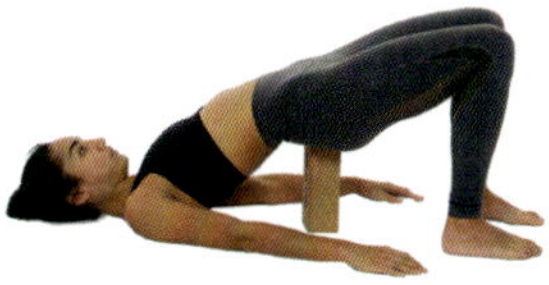

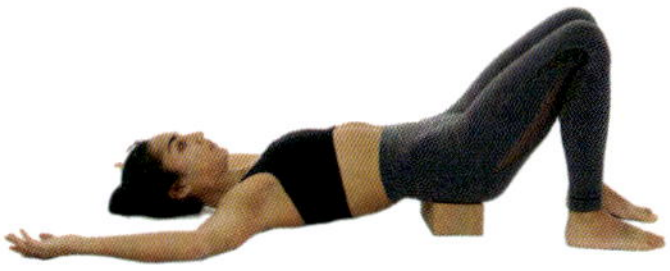

3. Lege das Becken auf dem Klotz ab.

Bleibe für einige tiefe Atemzüge in dieser Haltung. Um die Rückbeuge zu vertiefen, kannst du die Arme lang über den Kopf legen.

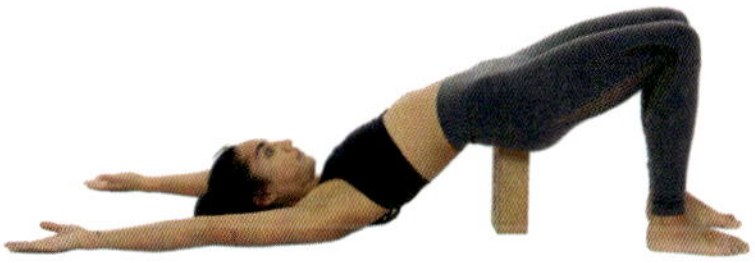

Schiebe beide Füße aktiv in die Matte und hebe das Gesäß. Schiebe den Klotz zur Seite und rolle den Rücken langsam in der Matte ab. Für den Ausgleich im unteren Rücken ziehe die Knie zur Brust.

Die unterstützte Schulterbrücke ist eine wunderbare Variante, um aus der muskulären Passivität heraus in die energetische Wirkung der Haltung zu spüren. Die Atemräume werden geöffnet und der Körper wird ohne muskuläre Anstrengung in die Form der Rückbeuge gebracht.

Für eine stabilere Basis können als alternative Höhe zwei Klötze flach unter das Becken gelegt werden.

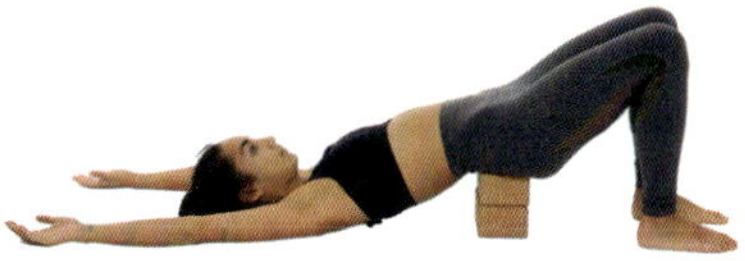

Setu Bandhasana mit einem Gurt

Öffnung des Brustkorbs

1. Komme in einen aufrechten Sitz. Die Füße sind eine Handlänge vor dem Gesäß aufgestellt.
2. Lege einen Gurt um die Fußfesseln (kurz oberhalb der Knöchel).
3. Komme in die Rückenlage.
4. Hebe das Becken und komme in die Schulterbrücke.
5. Halte beide Enden des Gurts auf Spannung, um die Rückbeuge zu vertiefen.

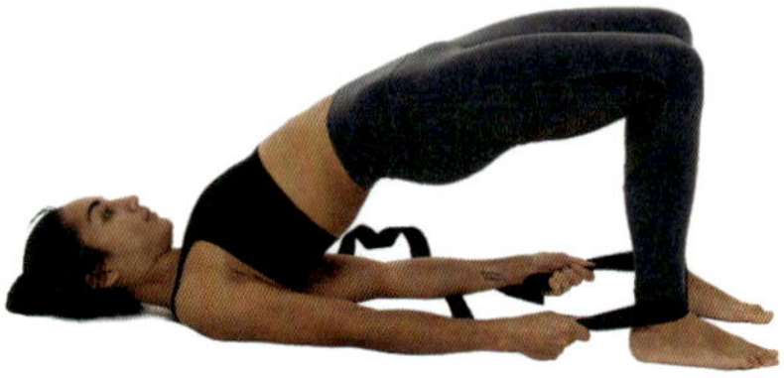

Halte diese Position für einige tiefe Atemzüge und atme tief in den Brustkorb. Rolle den Rücken Wirbel für Wirbel zurück in die Matte und löse den Gurt. Lasse die Knie in der Mitte zusammensinken und spüre nach.

Das Halten des Gurts intensiviert die Öffnung des Brustkorbs in der Rückbeuge und intensiviert die Kräftigung der Oberschenkel.

Urdhva Dhanurasana – großes Rad

Urdhva = aufwärts, *Dhanur* = Bogen

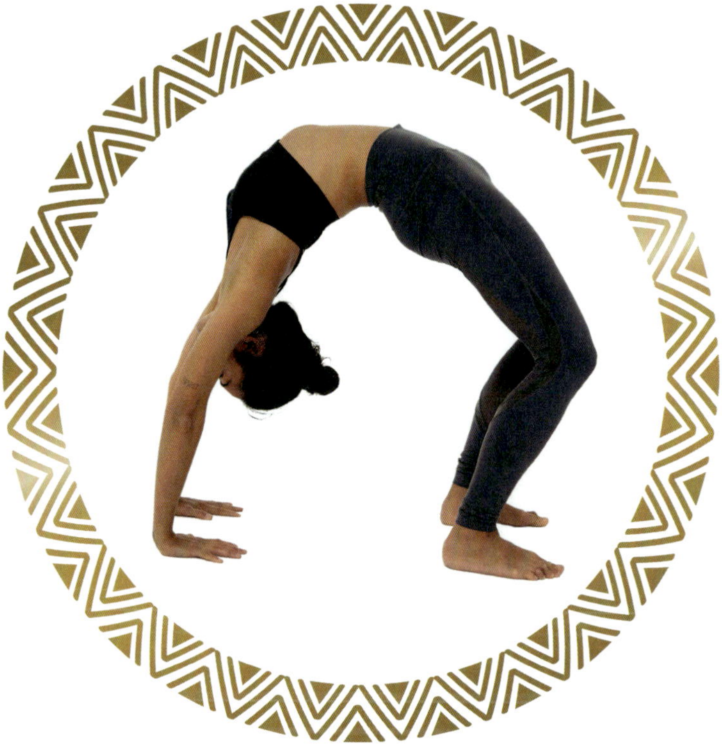

Urdhva Dhanurasana zählt zu den anspruchsvollsten Rückbeugen, da sie, neben körperlicher Kraft und Beweglichkeit, sehr viel Mut und Willenskraft fordert. Sind Schultern und Rücken stark genug, um das Becken zu heben, spannt sich die Wirbelsäule wie ein Bogen, dehnt die gesamte Körpervorderseite und schafft somit mehr Raum für die Organe. Die Wirbelsäule wird gestärkt und geschmeidig gehalten.

Durch die Umkehrhaltung des Kopfs wird nicht nur das Nabel- und das Herzchakra, sondern auch das Stirnchakra angesprochen.

Wie alle intensiven Rückbeugen stärkt *Urdhva Dhanurasana* das Selbstbewusstsein und wirkt belebend auf das Nervensystem. Die Übung sollte daher nicht vor dem Schlafengehen, bei Migräne, Kopfschmerzen oder zu hohem bzw. niedrigem Blutdruck praktiziert werden.

Bei akuten Beschwerden und Verletzungen im Rücken sollte auf die Haltung verzichtet werden. Alternativ kann die Schulterbrücke geübt werden.

Urdhva Dhanurasana mit zwei Klötzen an der Wand

Entlastung der Schultern/Handgelenke

1. Platziere zwei Klötze schräg und im schulterbreiten Abstand an einer Wand. Stelle sicher, dass die Klötze und die Matte darunter rutschfest sind.

2. Lege dich auf den Rücken, mit dem Kopf zur Wand gedreht. Die Schultern sind vor den Klötzen abgelegt.

3. Stelle die Füße parallel zueinander und eine Handlänge vom Gesäß entfernt auf. Halte eine Faustbreite Abstand zwischen den Knien.

4. Stelle die Hände auf die Klötze. Die Finger sind in Richtung Körper gedreht.

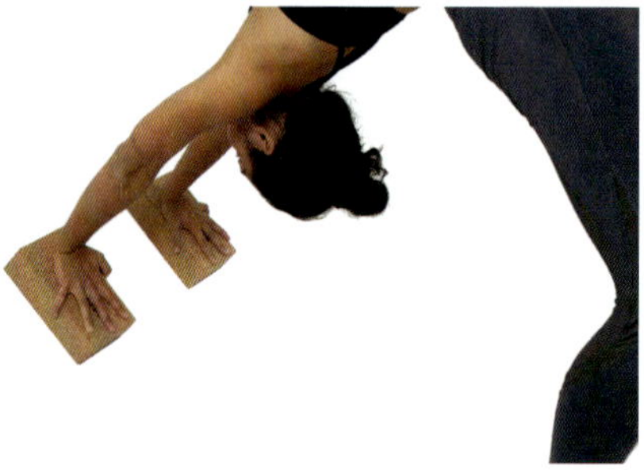

5. Schiebe die Klötze kraftvoll in die Wand und hebe das Becken, um in das große Rad zu kommen.

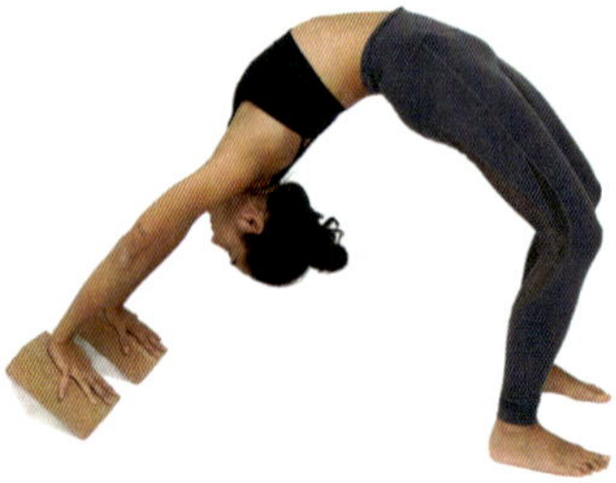

Die Schrägstellung der Hände entlastet die Handgelenke. Dies ist vor allem für Menschen mit verkürzter Muskulatur in der Körpervorderseite hilfreich, um die Hände richtig auszurichten. Darüber hinaus unterstützt der erzeugte Gegendruck an der Wand die Schultern und verstärkt die Aufdehnung des Brustkorbs und der Bauchmuskulatur.

Urdhva Dhanurasana mit einem Gurt

Ausrichtung des Beckens

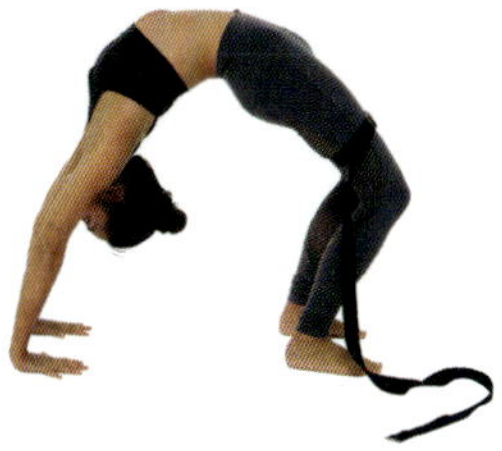

1. Komme in die Rückenlage. Die Füße sind hüftbreit aufgestellt.

2. Bringe die Schlaufe deines Gurts kurz oberhalb der Knie um die Oberschenkel.

3. Platziere die Hände dicht neben den Ohren auf der Matte. Die Fingerspitzen zeigen zu den Füßen.

4. Schiebe gleichzeitig in Hände und Füße, um das Becken zu heben. Lege die Kopfkrone auf der Matte ab.

5. Rolle die Schulterblätter weiter in den Rücken und schiebe die Außenseiten der Oberschenkel in den Gurt.

6. Hebe das Becken weiter und löse langsam den Kopf von der Matte, um in *Urdhva Dhanurasana* zu kommen. Halte den Gurt auf Spannung.

Bleibe für einige tiefe Atemzüge im Rad. Beuge langsam die Arme, lege die Krone des Kopfs am Boden ab und senke das Kinn zur Brust, bevor du Wirbel für Wirbel abrollst. Lasse die Knie in der Mitte zusammensinken, um den unteren Rücken zu entlasten und spüre für einen Moment der Haltung nach.

Um in das Rad zu kommen, ist eine Menge Kraftaufwand notwendig, der in Schultern, Armen, Rücken und Beinen zeitgleich aufgebracht werden muss. Dadurch kann es passieren, dass die korrekte Ausrichtung verloren geht.

Der Gurt verhindert, dass die Knie zu den Seiten kippen, damit das Becken gerade ausgerichtet bleibt und die maximale Dehnung der Hüftbeuger und Oberschenkelvorderseiten begünstigt wird.

Durch die Aktivität der Oberschenkel und der hüftumgebenden Muskulatur, die den Gurt auf Spannung halten, bleibt der untere Rücken in der tiefen Rückbeuge geschützt.

Salamba Sarvangasana – Schulterstand

Salamba = unterstützt, *sarva* = alle, *anga* = Teil

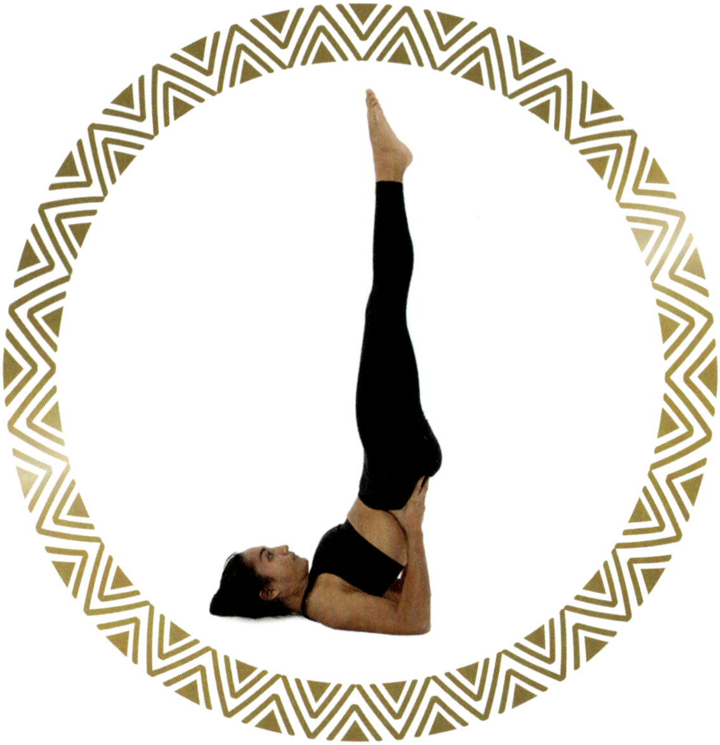

Der unterstützte Schulterstand gehört zu einer der Standardumkehrhaltungen des Hatha-Yoga und wird aufgrund seines energetischen Effekts für gewöhnlich am Ende der Praxis geübt. Die Verdauung und der Lymphfluss werden angekurbelt und der Körper kann sich nach der Yogapraxis auf die Regeneration einstellen.

Energetisch spricht *Salamba Sarvangasana* insbesondere das Kehlchakra an. Der Schulterstand sollte auf keinen Fall bei Verletzungen in der Halswirbelsäule oder Steifheit im Nacken ausgeführt werden. Gerade in der anfänglichen Praxis kann der Einsatz von Hilfsmitteln Verletzungen oder einer falschen Ausführung vorbeugen.

Salamba Sarvangasana mit Decke

Ausrichtung der Schultern/Entlastung der Halswirbelsäule

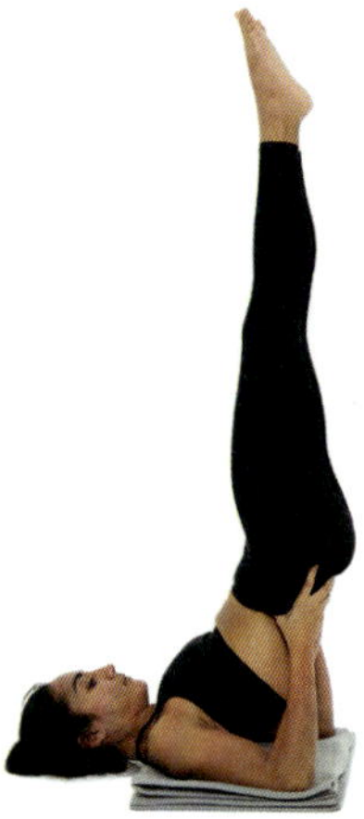

1. Falte eine Decke sorgfältig zu einem Quadrat. Die Kanten der Decke sollten alle gleichmäßig und gerade sein.

2. Lege dich auf den Rücken. Der Kopf ist kurz vor der Decke abgelegt und die Schulterdächer in einer Linie mit der oberen Kante der Decke. Die Füße sind aufgestellt. Die Arme sind dicht neben dem Körper abgelegt. Drehe die Handflächen nach oben.

3. Ziehe die gebeugten Beine zum Körper heran. Aktiviere die Bauchmuskulatur und rolle das Schambein nach innen.

4. Mit etwas Schwung – aber vor allem mit Kraft aus dem unteren Bauch – hebe das Becken und bringe die Hände an den unteren Rücken. Führe die Knie zum Kopf.

5. Schiebe die Hände zur Mitte des Rückens. Die Daumen zeigen nach vorne und die Finger zur Wirbelsäule.

6. Bringe die Schultern und den Rumpf dichter zusammen, bis die Brust das Kinn berührt.

7. Beginne langsam, die Beine zu strecken. Die Wirbelsäule ist gerade über dem Becken ausgerichtet. Das Steißbein zieht nach innen und die Ellbogen bleiben dicht beieinander.

Halte diese Position für einige tiefe Atemzüge. Beuge die Beine und führe die Oberschenkel zum Bauch. Langsam senke das Gesäß ab, löse die Hände und rolle den Rücken Wirbel für Wirbel in die Matte ab.

Die Decke bietet eine Plattform für die Schultern, auf der das Gewicht des Körpers und die korrekte Statik der Haltung aufgebaut werden kann. Die Decke schützt den vorstehenden Dornfortsatz der Hals- und Brustwirbelsäule. Darüber hinaus verhindert sie die Überstreckung der Halswirbelsäule.

Halasana – Pflug

Hala = Pflug

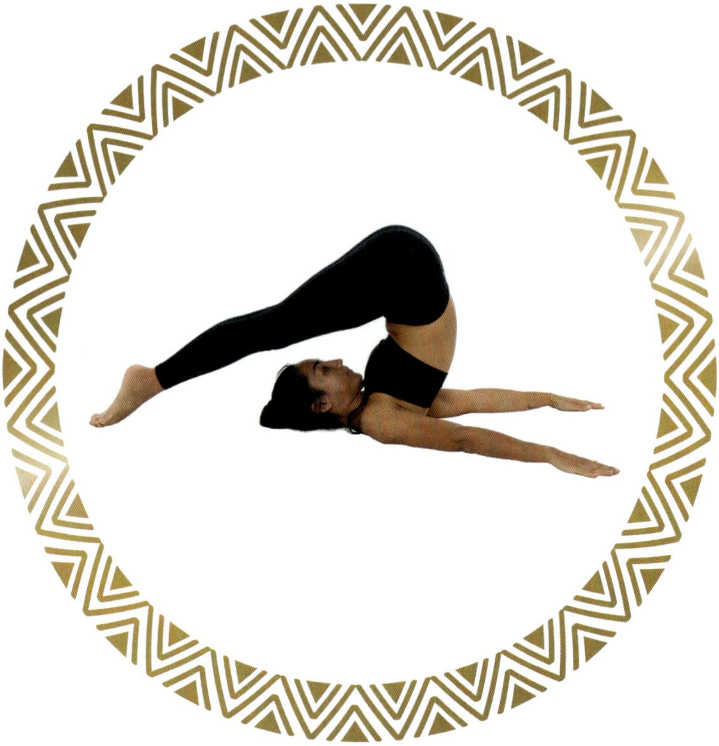

Der *Pflug* ist ein uraltes Gerät, das seit vielen Jahren für den Ackerbau eingesetzt wird. Es symbolisiert Arbeit und Geduld und bereitet den Nährboden für Transformation und Wachstum.

So, wie der Schulterstand hat auch der Pflug eine sehr energetische Wirkung. Da die Umkehrhaltung nicht aktiv durch Schulter- oder Bauchmuskelkraft gehalten werden muss, wirkt sie harmonisierend und ausgleichend auf das System. Die Wirbelsäule wird flexibler und der Ischiasnerv wird gedehnt.

Dies kann sich lindernd bei Beschwerden im unteren Rücken äußern, da Schmerzen im Ischias oft in den unteren Rücken ausstrahlen. Auf das Energiesystem wirkt *Halasana* belebend und gleichzeitig beruhigend, insbesondere auf das Kehlchakra. Bei akuten Beschwerden im Nacken, Verletzungen in der Halswirbelsäule oder Steifheit in den Schultern sollte die Asana nicht geübt werden.

Halasana mit Decke und einem Klotz

Ausrichtung der Schultern/Entlastung der HWS

1. Falte eine Decke sorgfältig zu einem Quadrat am Anfang deiner Matte. Die Kanten der Decke sollten alle gleichmäßig und gerade sein.

2. Platziere einen Klotz mittig ausgerichtet am Ende der Matte.

3. Lege dich auf den Rücken. Der Kopf ist kurz vor der Decke abgelegt. Die Schulterdächer sind in einer Linie mit der oberen Kante der Decke und der Scheitelpunkt ist auf einer Linie mit dem Klotz. Die Füße sind aufgestellt. Die Arme sind dicht neben dem Körper abgelegt. Drehe die Handflächen nach oben.

4. Ziehe die gebeugten Beine zum Körper heran. Aktiviere die Bauchmuskulatur und rolle das Schambein nach innen.

5. Mit Schwung und vor allem mit Kraft aus dem unteren Bauch bringe die Beine über den Kopf und lege die Zehenspitzen auf dem Klotz ab.

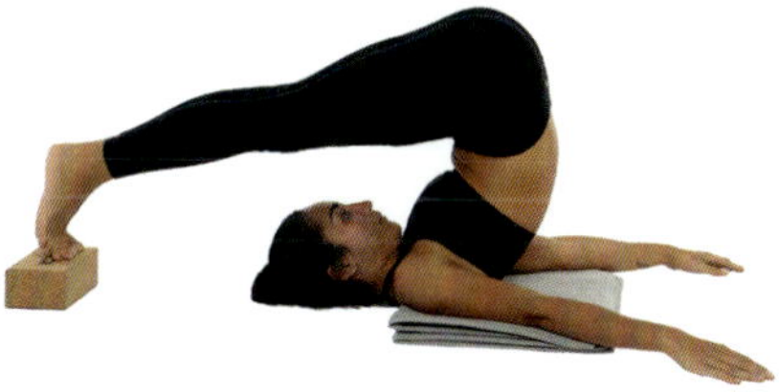

Bleibe für einige tiefe Atemzüge in dieser Haltung. Beuge die Beine und führe die Oberschenkel zum Bauch. Langsam senke das Gesäß, löse die Hände und rolle den Rücken Wirbel für Wirbel in die Matte ab.

Die Unterstützung von Decke und Klotz hilft Menschen mit eingeschränkter Mobilität in die Haltung. Das Ablegen der Schultern auf der Decke entlastet die Halswirbelsäule. Die Erhöhung der Füße auf dem Klotz verringert das Gewicht der Beine, das auf die Schwerkraft stößt.

5 UNTERSTÜTZTE Dehnungen

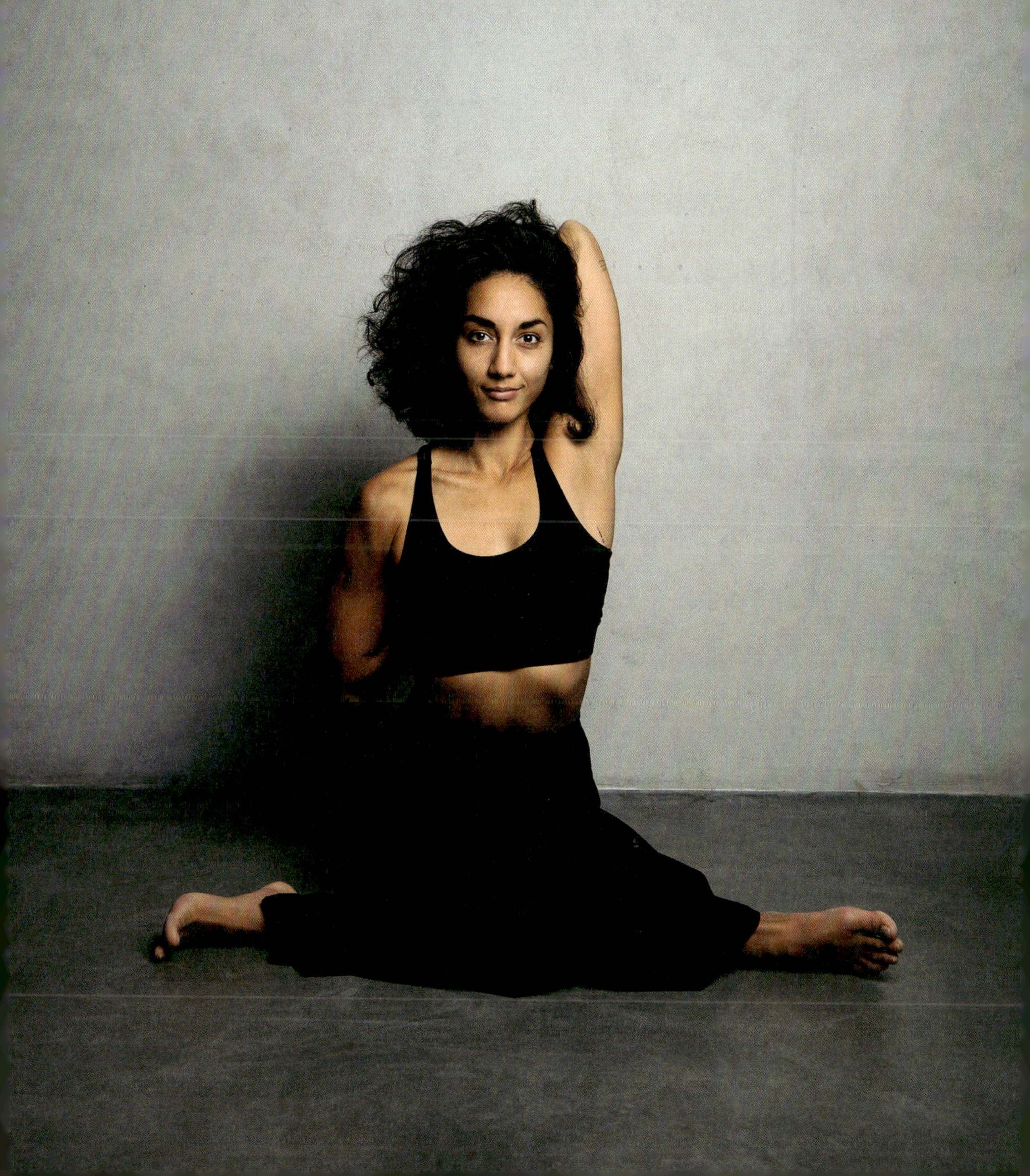

Dandasana – Stockhaltung

Danda = Stock

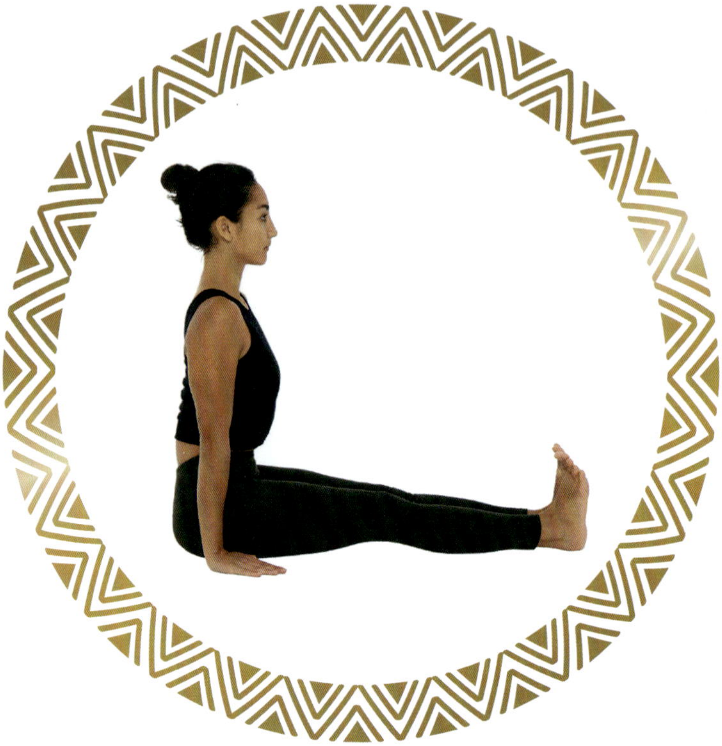

Dandasana gilt als die Standardpose der sitzenden Asanas und als Ausgangsposition für Yogaposen, die, wie *Pashchimottanasana* – die sitzende Vorbeuge (S. 137), die Länge im unteren Rücken voraussetzen. In *Dandasana* wird die Aufrichtung des Beckens angestrebt, die die Basis für die Länge im unteren Rücken und den Rest der Wirbelsäule ist. Neben der Muskulatur in Rücken und Bauch werden die tiefen Muskeln im Beckenboden angesteuert.

Die innere Aufrichtung wirkt einer gekrümmten Haltung entgegen, die oft Ursache für Rückenschmerzen ist. Der Rücken wird gestreckt, die Beinrückseiten werden aktiv gedehnt und Ischiasbeschwerden können gelindert werden. *Dandasana* eignet sich perfekt, um den Geist auf die Mattenpraxis vorzubereiten. Sie erfordert mentale Fokussierung und hilft bei innerer Unruhe. Energetisch wirkt sie vor allem auf das Wurzelchakra. Durch die muskuläre Aktivierung des Bauchs wird aber auch das Nabelchakra angesprochen. Die angestrebte Aufrichtung der Wirbelsäule schafft darüber hinaus Verbindung zum Kronenchakra.

Dandasana mit Decke und zwei Klötzen

Aufrichtung des Beckens/Streckung der Wirbelsäule

1. Setze dich aufrecht auf eine sorgfältig gefaltete Decke. Stelle zwei flache Klötze auf beiden Seiten des Beckens ab.

2. Lege die flachen Hände auf die Klötze. Die Handgelenke sind unter den Schultern ausgerichtet.

3. Strecke die Beine der Länge nach aus. Flexe die Füße und presse die Fersen in die Matte.

4. Schiebe die Hände aktiv in die Klötze, sodass sich die Gesäßhälften fast von der Decke lösen. Die Schultern ziehen sanft zurück und der Nacken bleibt entspannt.

5. Aus der Kraft der unteren Bauchmuskeln richte dich weiter auf und strecke die Wirbelsäule.

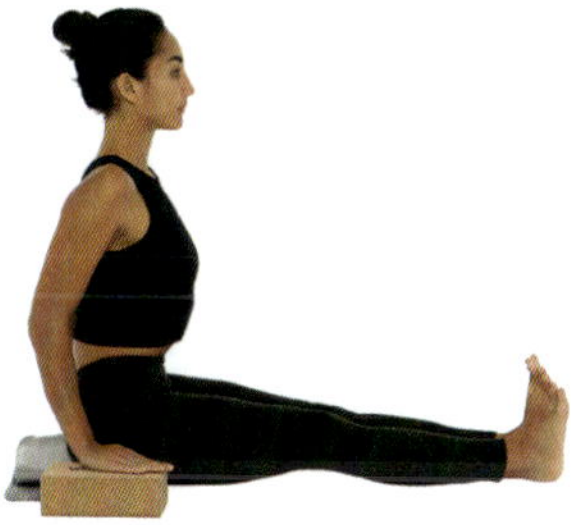

Bleibe für einige tiefe Atemzüge in dieser Haltung.

Die gefaltete Decke erleichtert die Aufrichtung des Beckens und entlastet die Achillessehnen. Die Klötze helfen bei der Streckung des Rumpfs. Vor allem für Menschen mit kürzeren Armen kann dies sehr hilfreich sein.

Dandasana mit einem Klotz

Aufrichtung des Beckens/Aktivierung der Beckenbodenmuskulatur

1. Setze dich aufrecht auf einen flach abgelegten Klotz.
2. Stelle die Fingerkuppen kurz hinter den Schultern neben dem Klotz auf. Die Schulterblätter im Rücken ziehen sich zusammen und die Wirbelsäule ist aufgerichtet.
3. Strecke die Beine der Länge nach aus. Flexe die Füße. Presse die Fersen aktiv in den Boden.
4. Richte das Becken auf und aktiviere die Beckenbodenmuskulatur wie einen Lift, der den unteren Rücken aus dem Becken hebt.
5. Ziehe den Scheitelpunkt des Kopfs in Richtung Decke. Mit der Zeit kannst du die Fingerkuppen ein paar Zentimeter vom Boden lösen. Versuche, den unteren Rücken dabei aufgerichtet zu lassen.

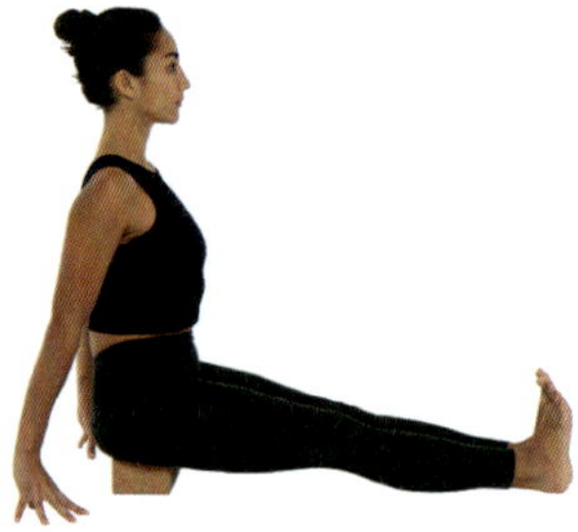

Bleibe für einige tiefe Atemzüge in dieser Haltung.

Diese Variante hilft vor allem Neueinsteigern, die noch an der Kraft ihrer Bauchmuskulatur arbeiten oder zu verkürzten Beinrückseiten neigen. Das erhöhte Sitzen auf dem Klotz hilft bei der Aufrichtung des Beckens und bei der geraden Ausrichtung der Wirbelsäule.

Dandasana mit einem Gurt

Streckung der Wirbelsäule/Dehnung der Beinrückseiten/Öffnung der Schultern

1. Komme in einen aufrechten Sitz.

2. Stelle die Füße auf und lege einen Gurt um die Fußsohlen. Greife die langen Enden des Gurts mit beiden Händen.

3. Erde beide Sitzbeinhöcker gleichmäßig auf der Matte. Beginne, langsam die Fußsohlen in den Gurt zu schieben und die Beine zu strecken.

4. Halte die Oberschenkelmuskulatur aktiv und das Becken aufgerichtet. Rolle die Schulterblätter zurück und richte die Wirbelsäule weiter auf.

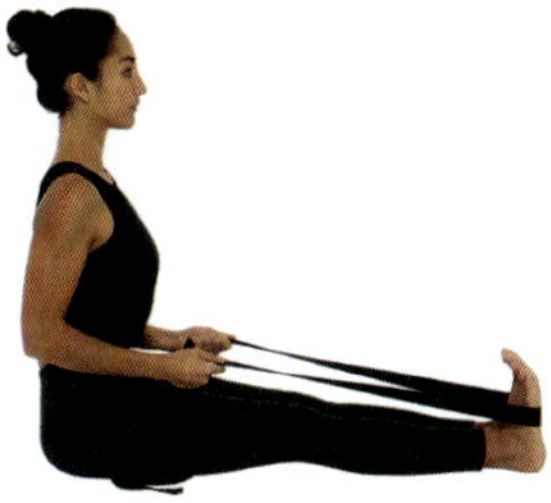

Halte diese Position für einige tiefe Atemzüge und atme weit in den Brustkorb.

Die Unterstützung des Gurts hilft Menschen mit verkürzten Beinrückseiten in die Haltung. Durch das Halten des Gurts wird die Aktivität des Rückenstreckers verstärkt und die Aufrichtung des Oberkörpers erleichtert.

Dandasana mit einem Gurt

Aufrichtung des Beckens/Aktivierung der Beine/Dehnung der Beinrückseiten

1. Komme in einen aufrechten Sitz. Lege einen weit aufgespannten Gurt um das Becken und die Fußsohlen. Der untere Rücken ist gut im Becken verankert und die Beine sind leicht gebeugt, aber aktiv. Die Füße sind leicht geöffnet und geflext.

2. Lege die Hände auf den Boden und beginne, die Beine langsam zu strecken.

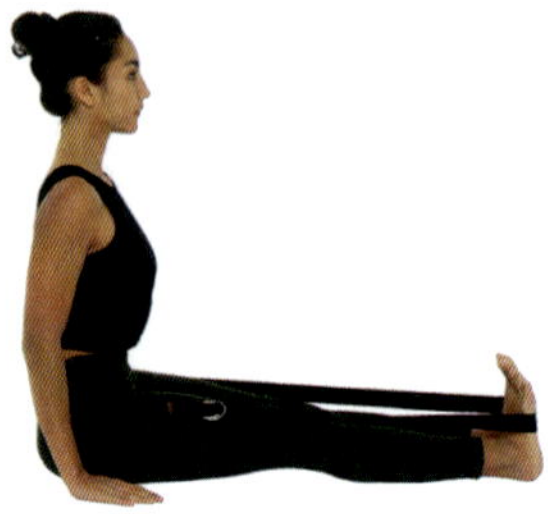

Bleibe für einige tiefe Atemzüge in dieser Haltung.

Diese Variante ist vor allem für Einsteiger geeignet, die Probleme mit der Aufrichtung des Beckens haben und hilft durch die Hilfe des Gurts, in die Dehnung der Beinrückseiten zu finden. Der Gurt bildet einen Rahmen, in dem das Becken fixiert werden kann. Die Beckenmuskulatur muss weniger halten. Der Atem kann tiefer in den Bauchraum fließen. Dies massiert die Organe und regt die Verdauung an.

Dandasana mit einem Klotz

Dehnung der Beinrückseiten

1. Lege einen Klotz flach an das Mattenende.
2. Komme in den aufrechten Sitz. Strecke die Beine und lege die Fersen auf dem Klotz ab.
3. Halte die Füße leicht geöffnet, geflext und presse die Fersen aktiv in den Klotz.

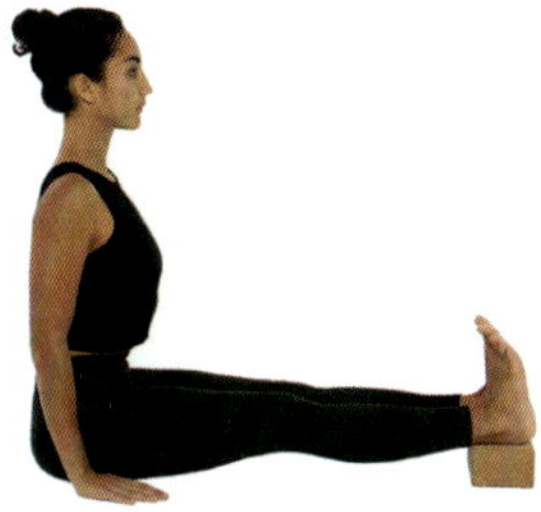

Bleibe für einige tiefe Atemzüge in dieser Haltung.

Das Pressen der Fersen in die Klötze aktiviert die vorderen Oberschenkel und verstärkt die Dehnung in den Beinrückseiten. Das Becken kann besser aufgerichtet werden.

Baddha Konasana – sitzende Winkelhaltung

Baddha = gebunden, *Kona* = Winkel

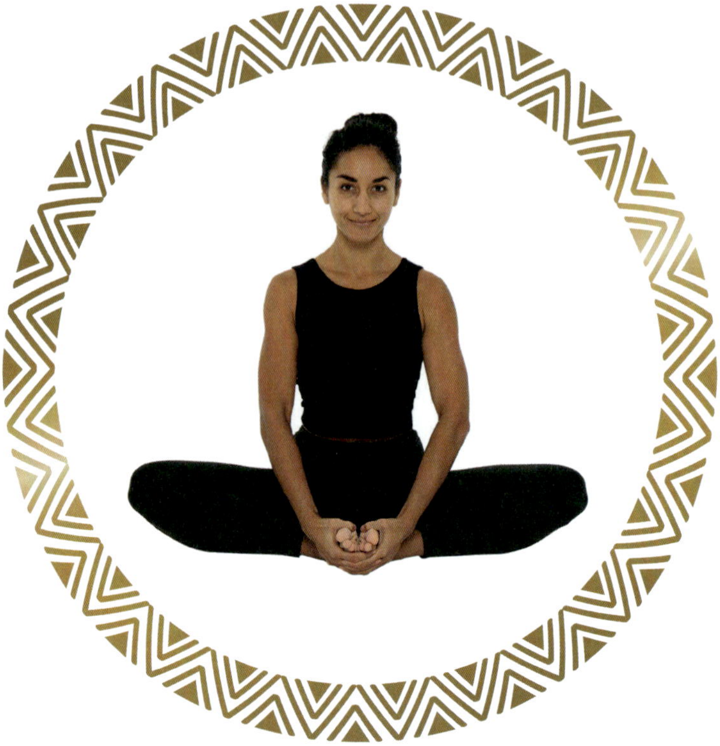

Baddha Konasana – oft auch der *Schmetterling* genannt – ist eine hüftöffnende Asana im Sitzen, die für die Dehnung in Leisten und Hüftbeugern sorgt.

Durch die Unterstützung der Bauchmuskulatur in der Aufrichtung des Beckens wird die Durchblutung der Bauchorgane und im Unterleib gefördert und kann somit lindernd bei Menstruationsbeschwerden wirken. Die Öffnung des Beckens erleichtert die Aufrichtung des unteren Rückens.

Baddha Konasana eignet sich daher als gute Vorbereitung für sitzende Vorbeugen, wie *Pashchimittonasana* (S. 137) oder *Upavistha Konasana* (S. 127). Energetisch wirkt sich die Hüftöffnung vor allem auf das Wurzel- und das Sakralchakra aus, welche für Sexualität und Fortpflanzung stehen.

Baddha Konasana mit einem Klotz

Aufrichtung des Beckens/Öffnung der Hüften

1. Setze dich auf einen flachen Klotz. Alternativ kannst du dich auf eine gefaltete Decke oder ein Kissen setzen.

2. Lege die Fußsohlen aneinander und lasse die Knie zu den Seiten sinken.

3. Greife mit beiden Händen um die Füße. Rolle die Innenseiten der Füße nach außen, sodass du eine verstärkte Dehnung in den Innenseiten der Oberschenkel spürst. Die Fußaußenkanten berühren sich weiterhin.

4. Rolle die Schultern weg von den Ohren und richte die Wirbelsäule weiter auf.

5. Atme ein und ziehe die Wirbelsäule mehr in die Länge. Atme aus und lasse die Knie tiefer in Richtung Matte sinken. Bleibe für einige tiefe Atemzüge in dieser Haltung.

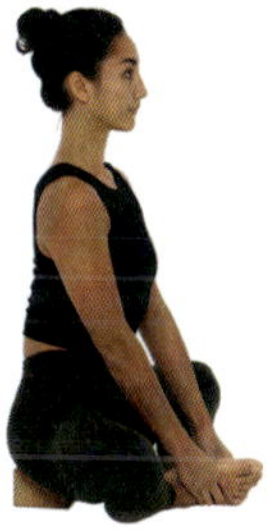

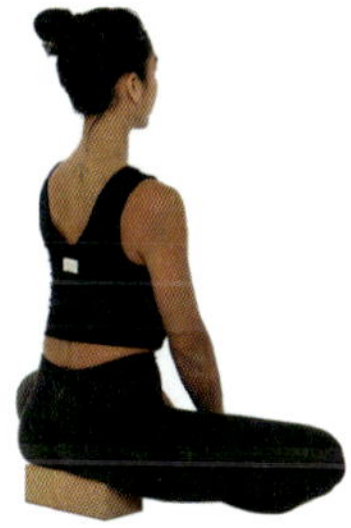

Diese Variante bietet sich vor allem für Einsteiger an, die an der Öffnung ihrer Hüften arbeiten. Ist beispielsweise die Hüftmuskulatur verkürzt, sind die Knie oberhalb des Beckens. Die Erhöhung über den Klotz erleichtert die Aufrichtung des Beckens und intensiviert die Dehnung in den Leisten.

Baddha Konasana mit zwei Klötzen

Aufrichtung des Beckens/Dehnung der Beininnenseiten

1. Lege zwei flache Klötze im schulterbreiten Abstand an das Ende der Matte. Die langen Seiten des Klotzes sind vertikal zu den langen Mattenseiten ausgerichtet.
2. Komme in *Baddha Konasana*. Der Rücken ist den Klötzen zugewandt.
3. Lege die Hände hinter dir auf den Klötzen ab.
4. Schiebe beide Hände in die Klötze, bis sich das Gesäß vom Boden hebt. Bewege das Becken leicht nach vorne, bis der Po fast die Fersen berührt.
5. Senke das Gesäß dort ab.

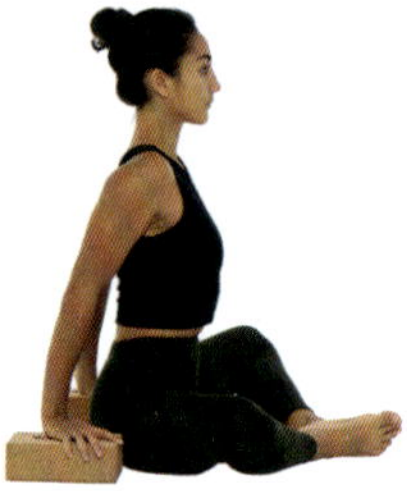

Bleibe für einige tiefe Atemzüge in dieser Haltung.

Die Klötze ermöglichen es, das Becken näher an die Fersen zu bringen. Dies verstärkt die Dehnung der Beininnenseiten und die Öffnung der Leisten in der Endposition.

Baddha Konasana mit einer Decke und einem Gurt

Aufrichtung des Beckens/Zentrierung der Hüften

1. Komme in *Baddha Konasana* (S. 122). Bringe einen Gut um die Fußaußenkanten und das Becken. Lasse die Gurtschnalle vorne und griffbereit ausgerichtet.

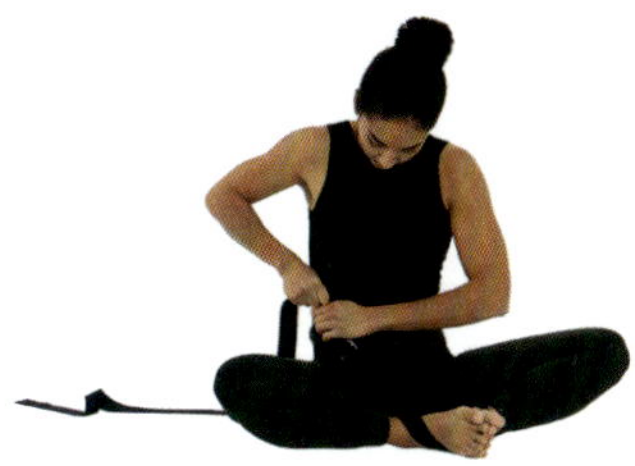

2. Fasse mit beiden Händen deine Füße. Lasse die Knie zu den Seiten und in den Gurt sinken.

3. Richte das Becken weiter auf und strecke deine Wirbelsäule.

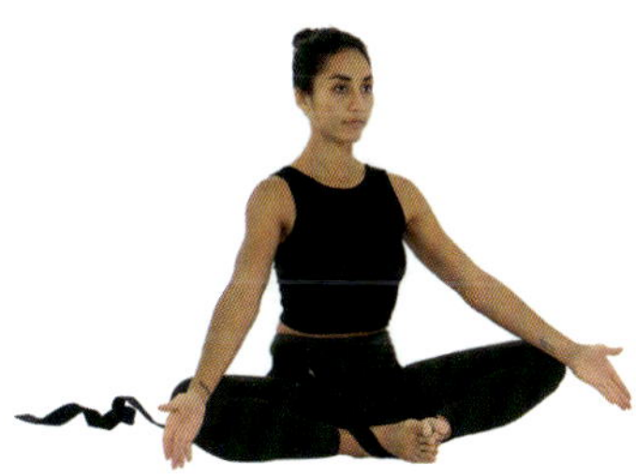

Bleibe für einige tiefe Atemzüge in dieser Haltung.

Der Gurt hält das Becken kompakt und ermöglicht eine vertiefte Öffnung der Hüften und die Verlängerung der Wirbelsäule. Die Knie gegen den Widerstand des Gurts zu halten, vertieft den Stretch in den Leisten und Oberschenkelinnenseiten.

Baddha Konasana mit einem Klotz

Öffnung der Hüften/Dehnung der Leisten

1. Komme in *Baddha Konasana*.
2. Bringe einen Klotz vertikal zwischen deine Fußsohlen.
3. Greife die Füße von außen. Presse deine Fußsohlen in den Klotz und rolle die Oberschenkelinnenseiten nach außen.

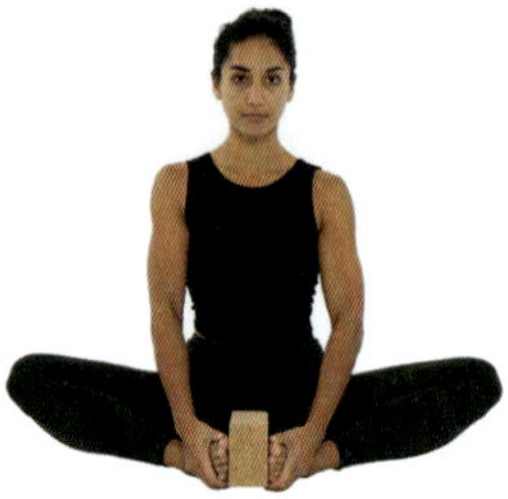

Halte für einige tiefe Atemzüge in dieser Haltung.

Indem die Füße in den Klotz schieben, wird der Oberschenkelknochen aktiv in die Gelenkpfanne der Hüfte geschoben. Die Oberschenkel können nach außen rotiert werden. Die Leisten werden intensiver gedehnt.

Upavistha Konasana – weite Grätsche

Upavishta = sitzend, *Kona* = Winkel

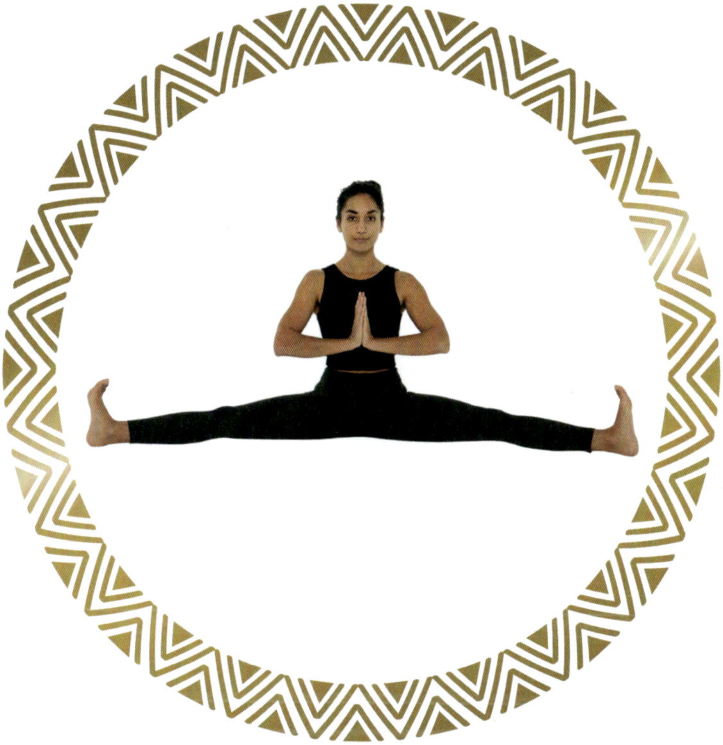

Upavishta Konasana, auch als weite Grätsche bekannt, gehört zu den sitzenden Hüftöffnern. Das Spreizen der Beine wirkt lindernd bei Ischiasbeschwerden und Verspannungen im Bauch. Die Beininnenseiten und die Leistengegend werden gedehnt.

Energetisch spricht der sitzende Winkel das Wurzel-, vor allem aber das Sakralchakra an, da die Fortpflanzungsorgane durch die Öffnung des Beckens und eine vertiefte Bauchatmung stimuliert werden.

Upavishta Konasana mit einer Decke

Aufrichtung des Beckens

1. Setze dich auf die vordere Kante einer sorgfältig gefalteten Decke.
2. Spreize die Beine in eine weite Grätsche. Die Füße sind geflext. Die Zehen schauen gerade nach oben.
3. Setze die Fingerkuppen an der Innenseite deiner Oberschenkel ab. Bleibe auf beiden Gesäßknochen gleichmäßig geerdet. Richte das Becken und den unteren Rücken auf.

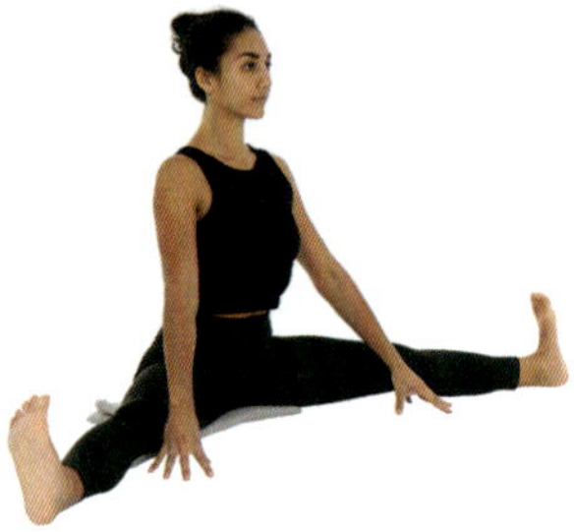

Bleib für einige tiefe Atemzüge in dieser Haltung.

Das erhöhte Sitzen auf der Decke erleichtert die Aufrichtung des Beckens. Dadurch kann der untere Rücken besser gestreckt werden. Die Ausrichtung der Zehen zeigt, ob das Becken aufgerichtet ist. Die Zehen sollten gerade nach oben schauen.

Upavishta Konasana mit zwei Gurten

Aufrichtung des Beckens/Stabilisierung des Rumpfs

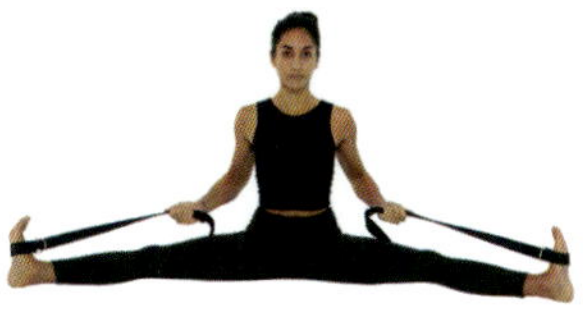

1. Komme in eine weite Grätsche.
2. Bringe jeweils einen Gurt um die Füße.
3. Beuge die Beine und fasse die Enden der Gurte mit beiden Händen. Rolle die Schulterblätter in den Rücken und richte dich über das Becken weiter auf.
4. Beginne, die Füße in die Gurte zu schieben und die Beine langsam zu strecken.
5. Ziehe langsam an den Enden der Gurte, um den unteren Rücken weiter aufzurichten und die Wirbelsäule weiter zu strecken.

Alternativ können die Gurte über Kreuz gehalten werden.

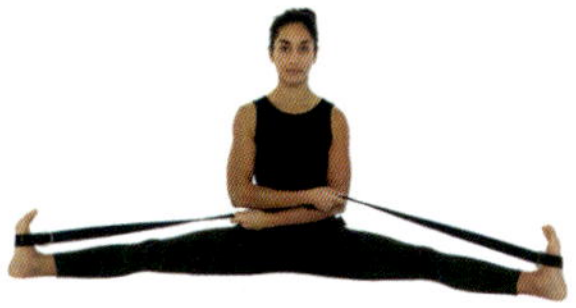

Bleibe für einige tiefe Atemzüge in dieser Haltung. Halte die Gurte auf Spannung und das Becken aufgerichtet.

Diese Variante eignet sich für Fortgeschrittene, die die Intensität der Grätsche vertiefen möchten. Das Ziehen an den Gurten aktiviert die Beininnenseiten und die Oberschenkelmuskulatur und hilft bei der Aufrichtung des Rumpfs über die Basis des Beckens.

Upavishta Konasana mit zwei Klötzen

Dehnung der Beininnenseiten/Aktivierung der Oberschenkel

1. Platziere zwei Klötze flach an den kurzen Mattenenden.

2. Komme in eine weite Grätsche. Stelle die Hände hinter dem Gesäß auf und lege die Fersen auf den Klötzen ab. Die Füße sind geflext.

3. Presse die Handflächen aktiv in den Boden und richte den Rumpf weiter auf. Ziehe die Kniescheiben hoch und rolle die Oberschenkel nach außen, sodass sich das Becken weiter aufrichten kann.

4. Hebe das Brustbein und rolle die Schulterblätter zurück. Atme in die Länge der Wirbelsäule ein.

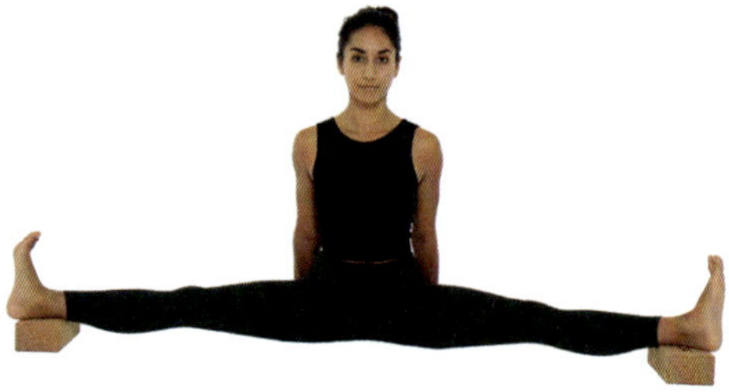

Halte diese Position für einige tiefe Atemzüge in *Upavishta Konasana*.

Diese Variante der Grätsche eignet sich für Fortgeschrittene, die die Intensität der Haltung erweitern und die Dehnung der Beine verstärken möchten. Die Erhöhung der Fersen bezweckt die aktive und kräftigende Streckung der Oberschenkel.

Swastikasana – Sitz mit gekreuzten Beinen

Swastika = Wohlbefinden

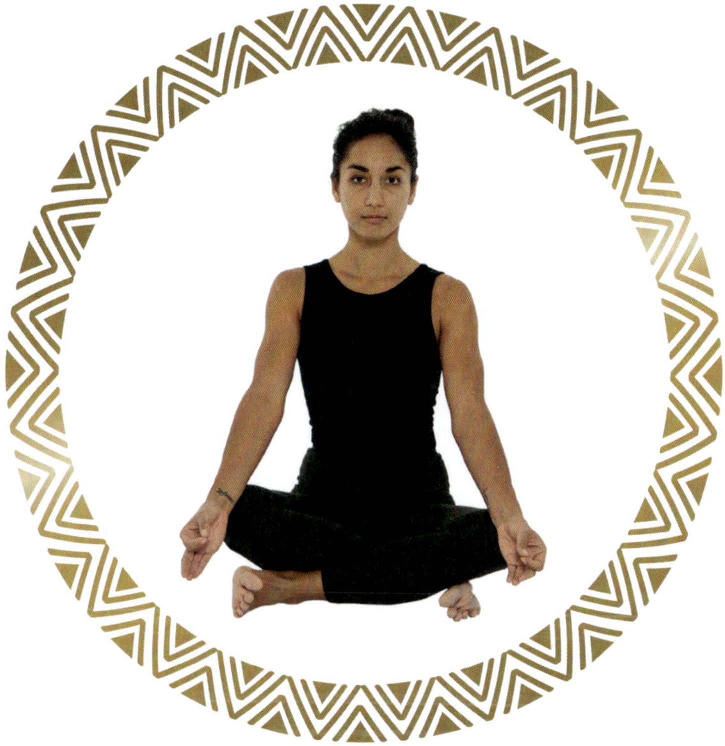

Swastikasana ist eine der elementaren Posen des Hatha-Yoga, da sie als eine der aktiven Sitzhaltungen gilt, die für die Meditation eingenommen wird. Mental wirkt sie sich entsprechend klärend auf den Geist aus.

Auf physischer Ebene werden die Hüften und Leisten beweglich gemacht und insgesamt die Durchblutung der Beine gefördert. Dies wirkt sich zumeist mildernd auf Beschwerden oder Erschöpfung in den Beinen aus. Durch den Sitz mit gekreuzten Beinen werden insbesondere Wurzel- und Sakralchakra angesprochen.

Im meditativen Geisteszustand können über die Aufrichtung der Wirbelsäule alle Energiezentren bewusst angesteuert werden. Bei chronischen und akuten Kniebeschwerden sollte für die Meditation eine andere Haltung, wie beispielsweise der Fersensitz, eingenommen werden.

Swastikasana mit zwei Klötzen und einer Decke

Ausrichtung des Beckens/Aufrichtung des unteren Rückens/Öffnung von Schultern und Brustkorb

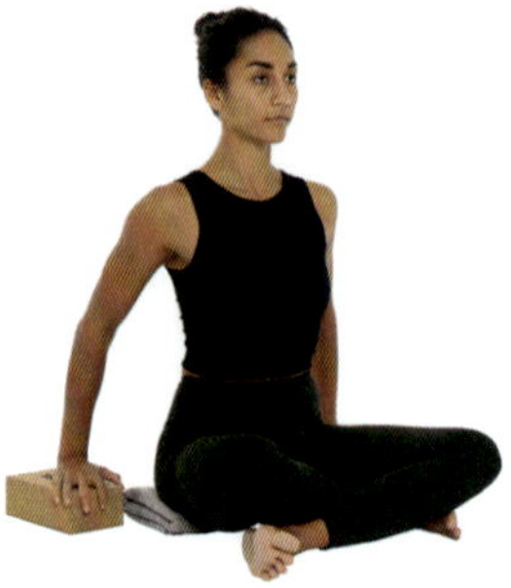

1. Setze dich auf eine sorgfältig gefaltete Decke. Die Beine sind gestreckt und leicht gespreizt.

2. Mithilfe der Hände rolle die Oberschenkelvorderseiten von außen nach innen. Spüre, wie sich die Sitzbeinhöcker weiten und du dich über deren Mitte weiter aufrichten kannst.

3. Beuge das rechte Bein und dann das linke, sodass sich die Mitte der Schienbeine kreuzen und die Füße unter den Knien abgelegt sind.

4. Platziere zwei Klötze jeweils neben der Decke.

5. Lege die Hände auf die Klötze. Schiebe die Fingerkuppen aktiv hinein und hebe das Gesäß ganz leicht an. Entspanne die Leisten und lasse das Becken in seine natürliche Ausrichtung nach unten sinken. Senke die Gesäßknochen auf der Decke ab.

6. Rolle die Schultern weg von den Ohren und lege die Handrücken auf den Oberschenkeln ab.

7. Hebe den Scheitelpunkt des Kopfs und verlängere die Wirbelsäule nach oben. Lasse Knie und Knöchel dabei entspannt.

Bleibe für einige tiefe Atemzüge oder für die Länge deiner Meditationspraxis in dieser Haltung. Atme in die Länge der Wirbelsäule ein. Atme aus und lasse die Knie tiefer nach unten sinken.

*Diese Variante von **Swastikasana** ist besonders für Einsteiger geeignet, die an der Ausrichtung des Beckens und der Aufrichtung des Rückens arbeiten. Die Erhöhung der Hände auf den Klötzen begünstigt außerdem die Öffnung des Brustkorbs und ermöglicht einen vertieften Atem in die Haltung.*

Swastikasana mit einem Gurt

Entlastung der Knie

1. Komme in *Swastikasana* (S. 131).
2. Lege einen Gurt um die Knie.
3. Spanne den Gurt so, dass er das Gewicht der Beine auffangen kann und die Knie entspannen können.

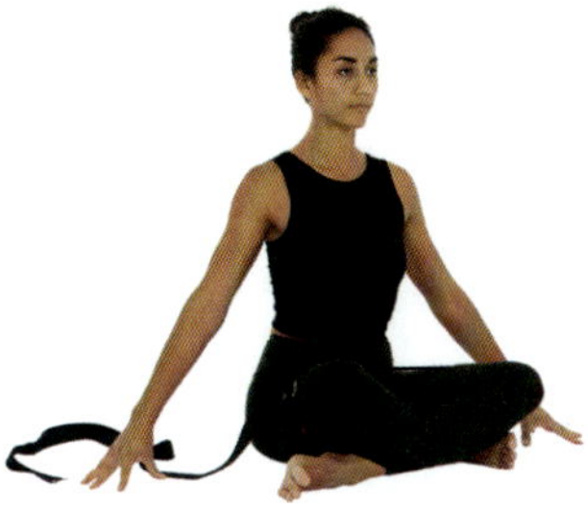

Bleibe für einige tiefe Atemzüge oder für die Länge deiner Meditationspraxis in dieser Position. Atme in die Länge der Wirbelsäule ein. Atme aus und lasse die Knie tiefer nach unten sinken.

Gerade zu Beginn der Praxis kann sich das lange Sitzen in der Meditation als körperlich sehr anstrengend anfühlen. Diese Variante hilft Einsteigern in einen entspannteren Meditationssitz. Der Gurt fängt das Gewicht der Beine auf und entlastet die Kniegelenke sowie den unteren Rücken.

Swastikasana mit einem Bolster und einer Decke

Aufrichtung des Beckens/Entastung des unteren Rückens

1. Setze dich auf ein längs ausgerichtetes Bolster.
2. Komme in *Swastikasana* (S. 131).
3. Rolle eine Decke zwischen Knie und Schienbeine.

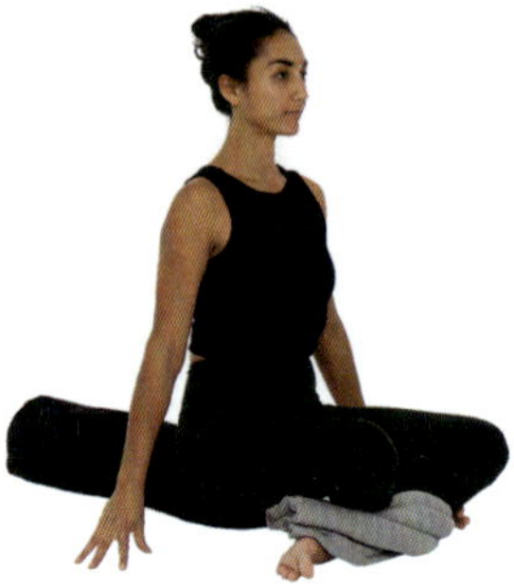

Bleibe für einige tiefe Atemzüge oder für die Länge deiner Meditationspraxis in dieser Position.

Gerade Anfänger empfinden das Kreuzen der Schienbeine oft als unangenehm. Durch die Unterstützung der Decke wird weniger Druck ausgeübt und die Lymphknoten können entspannen.

Gomukhasana – Kuhgesicht

Go = Kuh, *Mukha* = Gesicht

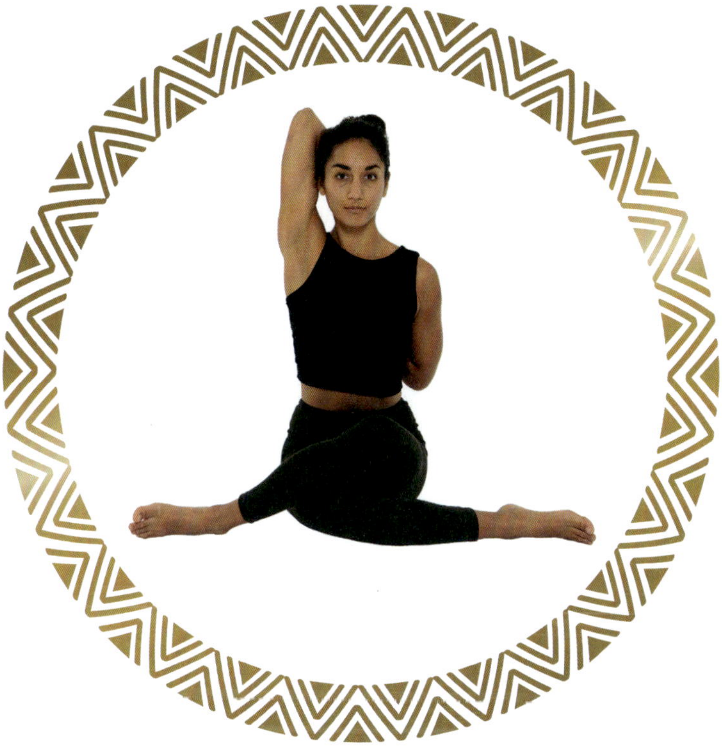

Gomukhasana, oder auch das *Kuhgesicht*, ist eine der komplexesten Sitzhaltungen im Yoga. Sowohl Schultern als auch Hüften werden geöffnet. Durch die Dehnung der tiefen Hüftmuskulatur können Schmerzen im unteren Rücken gelindert werden. Die Öffnung des Brustkorbs fördert einen tiefen Atem und bezweckt die Entspannung der Schultermuskulatur.

Energetisch wird vor allem das Wurzel-, das Sakral- und das Herzchakra stimuliert. Durch die ungewohnte körperliche Haltung wirkt *Gomukhasana* auch auf die Flexibilität im Geiste. Die Gedanken können sich beruhigen und emotionale Blockaden, die laut Yoga, in den Hüften sitzen, gelöst werden.

Bei chronischen und akuten Kniebeschwerden sollte die Haltung nicht eingenommen werden.

Gomukhasana mit einem Klotz und einem Gurt

Aufrichtung des Beckens/Entlastung der Knie/Öffnung der Schultern

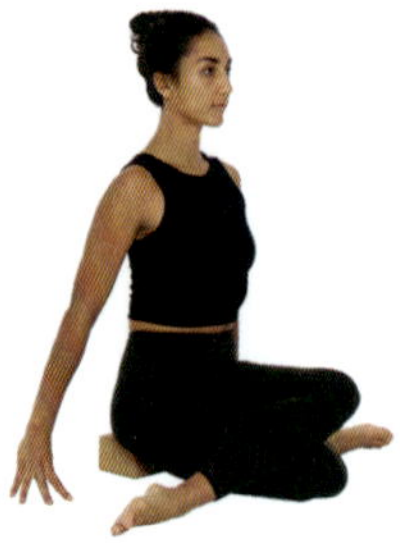

1. Setze dich auf einen flachen Klotz. Der Gurt liegt griffbereit neben dir.

2. Strecke das rechte Bein nach vorne aus. Beuge das linke Bein und kreuze den Oberschenkel über das rechte Bein.

3. Beuge nun auch das rechte Bein, sodass die Knie übereinander liegen. Die Füße sind an den Seiten des Klotzes abgelegt. Rolle die Waden zu den Seiten, damit du das Becken gut aufrichten kannst.

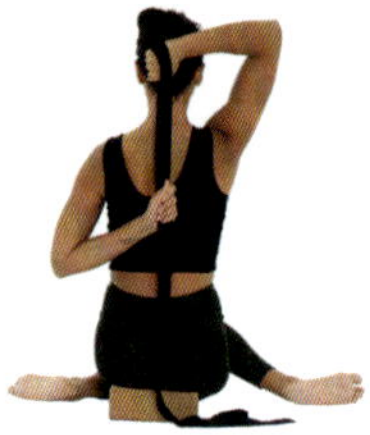

4. Greife mit der rechten Hand den Gurt. Hebe den Arm über den Kopf. Beuge den Arm dicht am Ohr, sodass das lange Gurtende nach unten hängt.

5. Strecke den linken Arm zur Seite aus. Kippe die Schulter nach vorne, sodass der Handrücken nach vorne schaut.

6. Beuge nun den linken Arm und greife mit der linken Hand das lange Gurtende hinter dem Rücken.

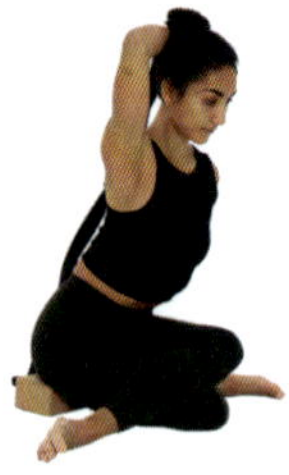

7. Bringe die Hände dichter aufeinander zu. Ziehe an beiden Gurtenden und richte die Wirbelsäule weiter auf.

8. Atme in den Brustkorb ein und richte die Wirbelsäule weiter auf. Atme tief in den Bauch aus und lasse das Becken schwerer in den Klotz sinken.

Bleibe für einige tiefe Atemzüge in dieser Haltung.

Der Einsatz der Hilfsmittel ist für Neueinsteiger beinahe unabkömmlich. Die Erhöhung durch den Klotz erleichtert die Aufrichtung des Beckens und hilft dabei, die Knie übereinander abzulegen, wenn die Hüften noch nicht ausreichend geöffnet sind.

Durch den Gurt kann der Brustkorb weiter geöffnet und die Wirbelsäule weiter gestreckt werden, auch wenn die Schultern noch nicht flexibel genug sind, um die Hände hinter dem Rücken zu greifen, wie es in der normalen Haltung der Fall ist.

Pashchimottanasana – sitzende Vorbeuge

Pashchim = Körperrückseite, *Ut* = Intensiv, *Tan* = Streckung

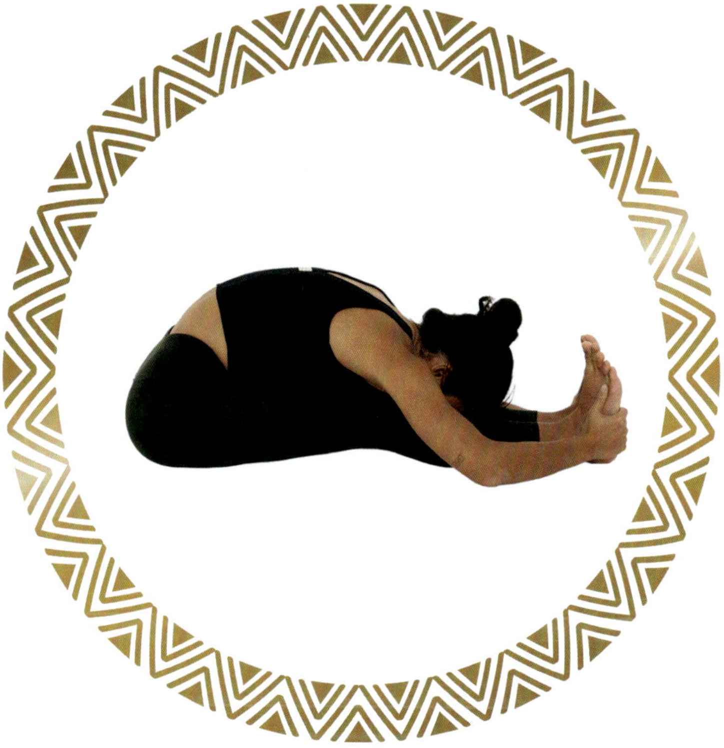

Pashchimottanasana ist eine der wichtigsten und gleichzeitig intensivsten Vorbeugen im Hatha-Yoga. Indem die ganze Wirbelsäule nach vorne gestreckt wird, kann der Atem über die hinteren Rippen bis in den oberen Rücken fließen und die Funktion von Nieren, Blase und Bauchspeicheldrüse beeinflussen.

Das Vorbeugen des Kopfs entlastet die Halswirbelsäule und nimmt Einfluss auf das Atemzentrum. Das Herz erfährt eine sanfte Massage und Leber sowie die Verdauungsorgane werden stimuliert. Energetisch stimuliert *Pashchimottanasana* das Wurzelchakra, durch die tiefe Verneigung und die introspektive Haltung aber auch das Stirnchakra.

Pashchimottanasana mit einer Decke

Aufrichtung des Beckens/Unterstützung des unteren Rückens

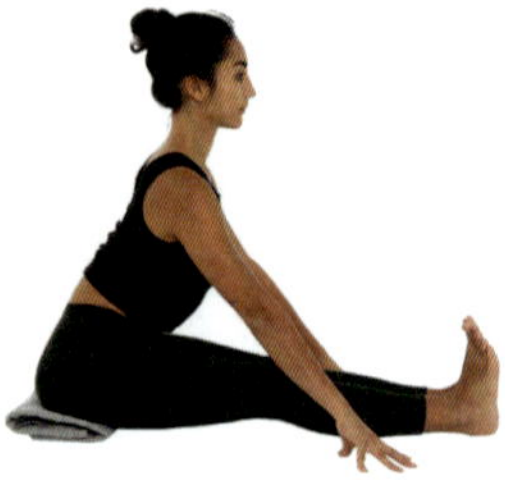

1. Setze dich auf die vordere Kante einer sorgfältig gefalteten Decke.

2. Strecke die Beine lang vor dir aus. Die Füße sind geflext und hüftschmal geöffnet.

3. Richte dich über die Mitte beider Sitzbeinhöcker auf. Der untere Rücken ist lang.

4. Atme ein und hebe beide Arme lang gestreckt nach oben.

5. Atme aus und beuge dich aus den Hüften nach vorne. Ziehe den unteren Bauch sanft nach innen und oben. Halte den unteren Rücken lang gestreckt. Die Beine sind aktiv.

6. Lege den Oberkörper auf den Oberschenkeln ab. Lege die Arme neben den Beinen ab oder greife die Fußaußenkanten. Die Schultern sollten entspannt sein.

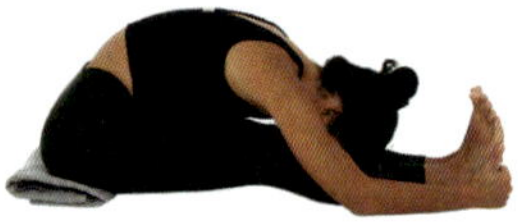

Bleib für einige tiefe Atemzüge in dieser Haltung. Ohne die Länge im unteren Rücken zu verlieren, erlaube dem oberen Rücken, rund zu werden und dich tiefer in die Vorbeuge sinken zu lassen. Rolle dich Wirbel für Wirbel nach oben auf.

Um die Länge im unteren Rücken zu erhalten, ist die Aufrichtung des Beckens unabdinglich. Die Erhöhung durch die Decke verhindert, dass das Gesäß sich hebt und die Basis der Haltung verrutscht.

Pashchimottanasana mit einem Gurt

Dehnung der Beinrückenseiten/Streckung der Wirbelsäule

1. Komme in einen aufrechten Sitz.
2. Beuge die Beine an und lege einen Gurt um die Fußsohlen. Die Füße sind geflext.
3. Halte mit beiden Händen jeweils ein Gurtende. Rolle die Schultern zurück und schiebe das Brustbein nach vorne.
4. Beginne langsam, die Füße in den Gurt zu schieben und die Beine nach vorne zu strecken.

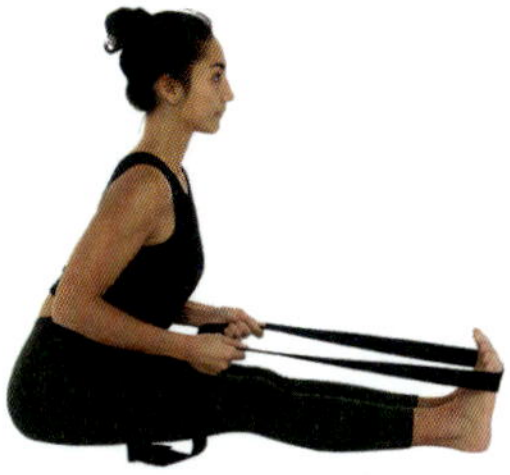

Halte diese Position für einige tiefe Atemzüge. Halte den Gurt auf Spannung, aber die Schultern möglichst entspannt.

Das Ziehen am Gurt hilft dabei, den Rücken aus den Hüften heraus zu verlängern. Die Oberschenkel werden aktiviert und schützen die Beinrückseiten in ihrer intensiven Dehnung.

Pashchimottanasana mit einem Gurt

Aufrichtung des Beckens/Aktivierung der Oberschenkelaußenseiten

1. Komme in einen aufrechten Sitz. Lege einen Gurt auf Höhe des Kreuzbeins. Beuge die Beine und lege die Fußballen in die weite Schlaufe des Gurtes.

2. Lege die Handflächen neben dem Becken ab und beginne, langsam die Beine zu strecken.

3. Atme ein und hebe das Brustbein nach vorne, um die Wirbelsäule zu strecken. Halte den Gurt weiterhin auf Spannung.

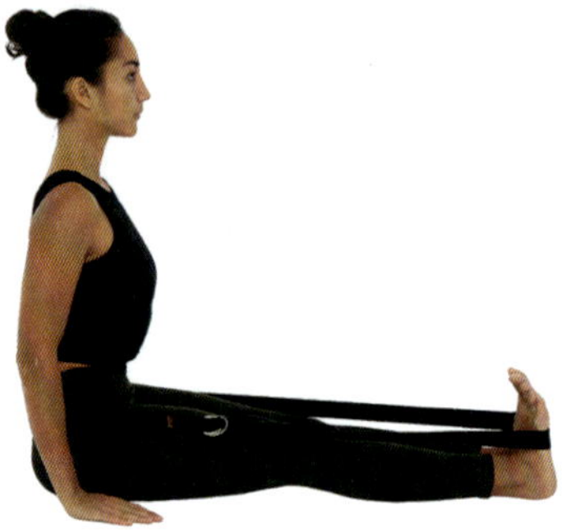

Bleibe hier für einige tiefe Atemzüge.

Diese Variante verhilft bei der Aufrichtung des Beckens und dient als Vorbereitung für die ganze Vorbeuge. Die Beinrückseiten werden gedehnt und die Länge im unteren Rücken bleibt erhalten.

Pashchimottanasana mit einem Klotz

Intensive Dehnung der Beinrückseiten

1. Lege einen Klotz flach an das Mattenende. Komme vor dem Klotz in einen aufrechten Sitz.
2. Strecke die Beine lang vor dir aus und lege die Fersen auf dem Klotz ab.
3. Flexe die Füße und schiebe die Fersen aktiv in den Klotz.
4. Atme ein, hebe die Arme lang nach oben und strecke die Wirbelsäule.
5. Atme aus und greife die Fußaußenkanten. Alternativ kannst du hier einen Gurt zu Hilfe nehmen.

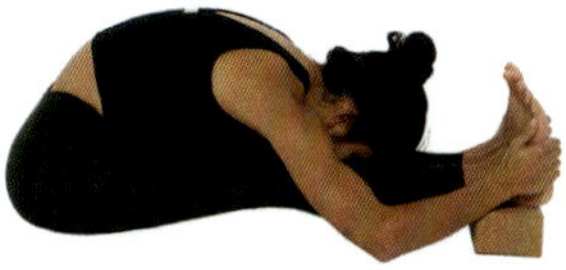

Bleibe für einige tiefe Atemzüge in dieser Haltung.

Diese Variante eignet sich für Fortgeschrittene, die die Intensität der Haltung steigern möchten. Die Erhöhung der Fersen aktiviert die Beinrückseiten und intensiviert die Dehnung der Waden, der Oberschenkelrückseiten sowie der Achillessehnen. Die Oberschenkelmuskulatur wird gestärkt und schützt die Knie.

Pashchimottanasana mit einem Klotz

Intensive Dehnung der Beinrückseiten/Verlängerung des unteren Rückens

1. Stelle einen Klotz längs an das Mattenende.
2. Komme in einen aufrechten Sitz. Strecke die Beine vor dir aus und lehne die Fußsohlen gegen den Klotz.
3. Atme ein, hebe die Arme lang nach oben und strecke die Wirbelsäule.
4. Atme aus und beuge dich aus den Hüften nach vorne. Greife mit beiden Händen die Außenseiten des Klotzes.
5. Schiebe die Fußsohlen aktiv in den Klotz. Strecke den unteren Rücken weiter in die Länge und lasse dich tiefer in die Vorbeuge sinken.

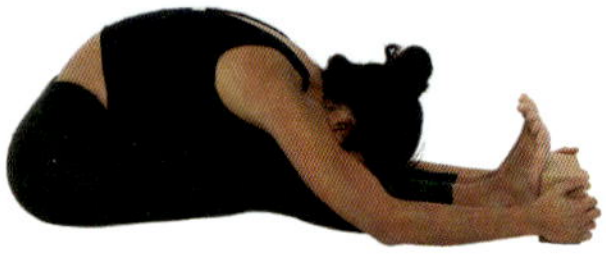

Bleibe für einige tiefe Atemzüge in dieser Haltung.

Der Klotz dient als Verlängerung der Beine und hilft sehr beweglichen Yogis oder Menschen mit langen Armen, die Dehnung der Beinrückseiten zu verstärken. Durch das aktive Halten des Klotzes kann sich der unteren Rücken besser strecken.

Das Schieben der Fußsohlen in den Klotz aktiviert die Oberschenkelmuskulatur und schützt die Knie beim Strecken der Beine.

Janu Shirshasana – Kopf-Knie-Stellung

Janu = Knie, *Sirsha* = Kopf

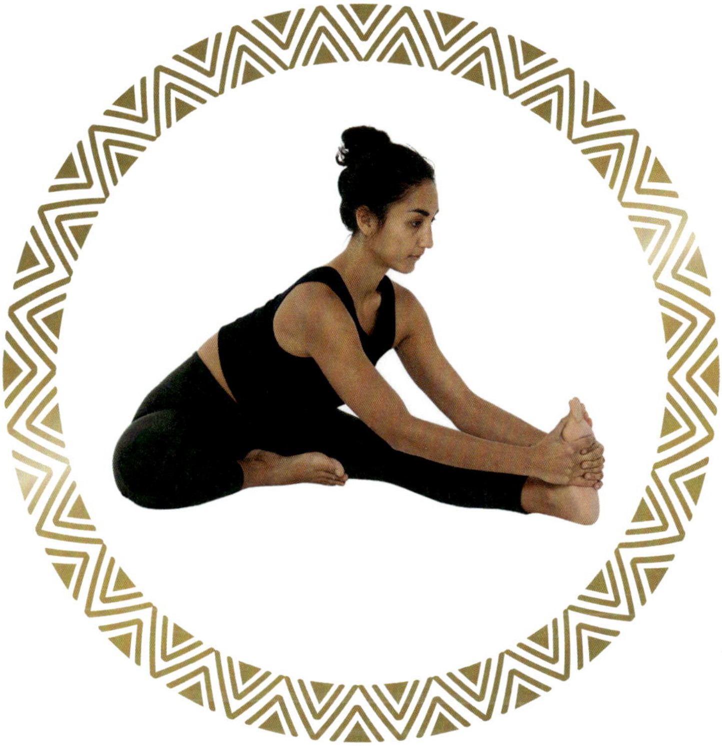

In der Kopf-zum-Knie-Haltung wird die gesamte Körperrückseite gedehnt. Durch die Hüftöffnung in der Ausgangsstellung kann der untere Rücken besser gestreckt werden. Die Wirbelsäule, die Schultern und die Leisten sowie die Beinrückseiten werden gedehnt.

Der Atem fließt bis in die hinteren Flanken und kann somit den Energiefluss in den Nebennieren stimulieren. Durch die Länge, die im Rücken erzeugt wird, schiebt sich das Brustbein weiter vor und das Herzchakra wird angesprochen.

Janu Shirshasana mit einer Decke und einem Gurt

Aufrichtung des Beckens/Unterstützung des Rückens

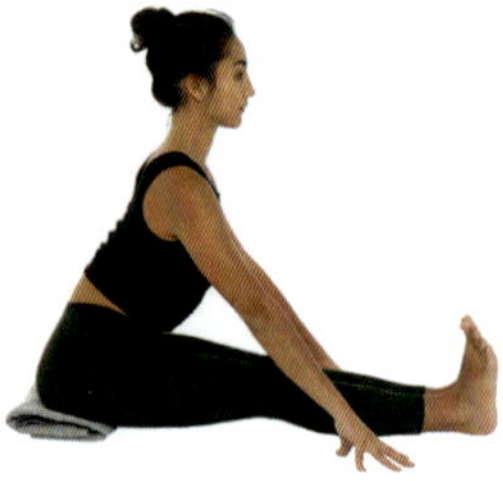

1. Setze dich an den vorderen Rand einer sorgfältig gefalteten Decke.
2. Beuge das linke Bein und lege die Fußsohle an die Innenseite des rechten Oberschenkels.
3. Flexe den linken Fuß und schiebe ihn aktiv in die Innenseite des rechten Beins. Spüre, wie sich das Becken weiter aufrichtet.

Optional:

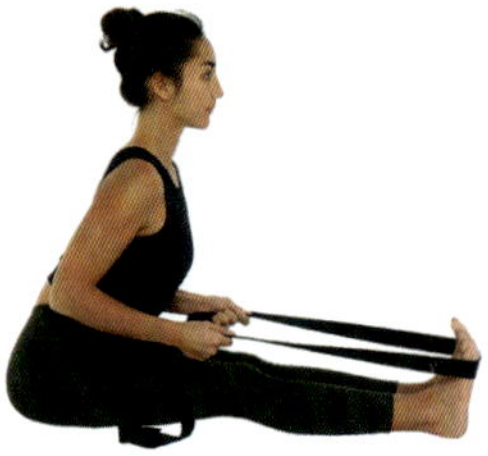

4. Lege einen Gurt um den rechten Fuß. Greife mit beiden Händen die Enden des Gurts.
5. Atme ein, hebe das Brustbein und verlängere die gesamte Wirbelsäule.
6. Atme aus und schiebe den rechten Fußballen in den Gurt, um das Bein zu strecken.

Halte den Rücken lang und beuge dich über die Leisten tiefer in die Vorbeuge. Bleibe für einige tiefe Atemzüge in dieser Position. Richte dich langsam nach oben auf und wechsle auf die andere Seite.

Die Erhöhung über die Decke ermöglicht es Anfängern, das Becken besser aufrichten und die Wirbelsäule weiter nach vorne verlängern zu können. Der Gurt erleichtert es auch Yogis mit sehr langen Beinen, tiefer in die Vorbeuge zu sinken, ohne dabei den Rücken krümmen zu müssen.

Janu Shirshasana mit einem Bolster

Ausrichtung des gebeugten Beins/Öffnung der Hüfte

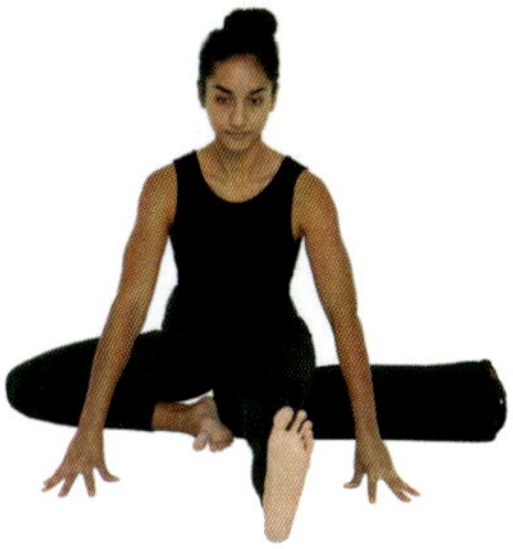

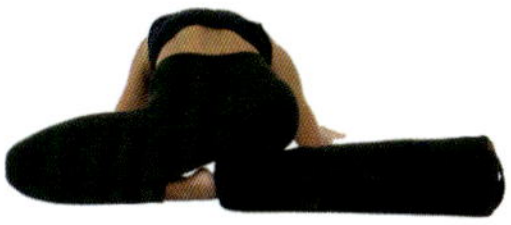

1. Platziere ein Bolster quer auf der Matte.

2. Setze dich mit der linken Pobacke auf das äußere Ende des Bolsters. Strecke das linke Bein lang vor dir aus.

3. Beuge das rechte Bein und lege die Fußsohle an das Bolster. Das Knie ist im rechten Winkel zum vorderen Bein und in einer Linie zum Bolster ausgerichtet.

4. Atme ein, hebe die Arme lang nach oben und strecke die gesamte Wirbelsäule.

5. Atme aus und beuge dich aus den Hüften und mit langem Rücken nach vorne. Greife die Fußaußenkante und sinke tiefer in die Vorbeuge.

Bleibe für einige tiefe Atemzüge in dieser Haltung. Richte dich langsam nach oben auf. Wechsle die Seiten.

*In der ursprünglichen Variante von **Janu Shirshasana** sind die Hüften in einem rechten Winkel geöffnet. Die Erhöhung über das Bolster erleichtert die korrekte Ausrichtung des gebeugten Beins und verstärkt somit die Dehnung der Oberschenkelvorderseite in der Vorbeuge.*

Janu Shirshasana mit einem Klotz

Aktivierung des Oberschenkels/Dehnung der Beinrückseite

1. Stelle einen Klotz hochkant am Mattenende auf. Komme in einen aufrechten Sitz.
2. Strecke das linke Bein lang nach vorne aus und lehne die Fußsohle an den Klotz.
3. Beuge das rechte Bein und lege die Fußsohle an die Innenseite des linken Oberschenkels. Lasse das Knie in Richtung Matte sinken.
4. Atme ein, hebe die Arme lang nach oben und strecke die gesamte Wirbelsäule.
5. Atme aus und beuge dich aus den Hüften und mit langem Rücken nach vorne. Greife die Außenkanten des Klotzes.
6. Halte den Klotz mit beiden Händen fest. Rolle die Schulterblätter zurück und verlängere das Brustbein in Richtung Klotz.
7. Schiebe die Fußsohle in den Klotz und aktiviere den Oberschenkel. Sinke tiefer in die Vorbeuge.

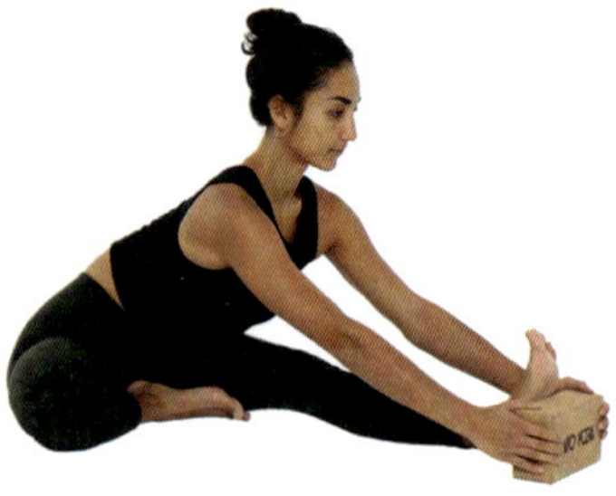

Bleibe für einige tiefe Atemzüge in dieser Haltung. Wechsle die Seiten.

Der Klotz dient als Verlängerung des gestreckten Beins und hilft auch Yogis mit langem Oberkörper, tiefer in die Vorbeuge zu sinken. Die Intensität der Dehnung wird verstärkt und durch das Schieben des Fußes in den Klotz die Oberschenkelmuskulatur aktiviert.

Virasana – Heldensitz

Vira = Held

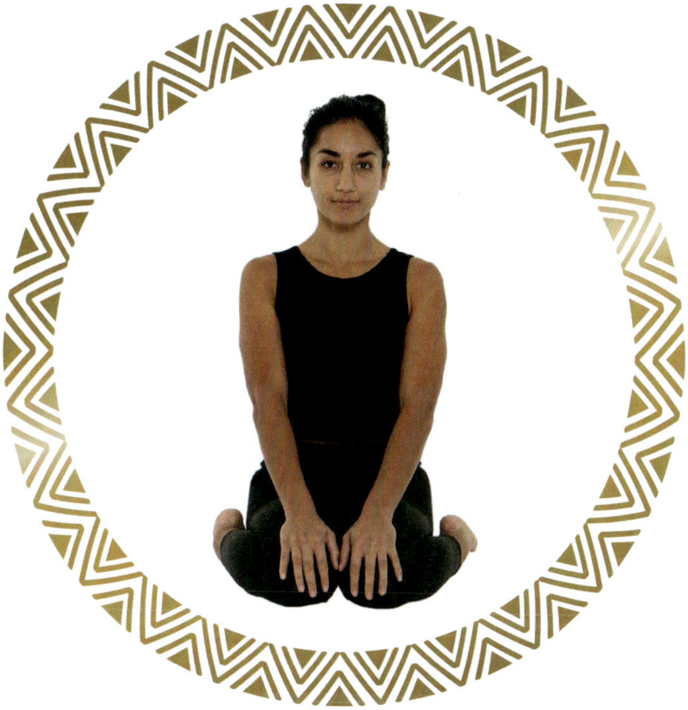

Der *Heldensitz* ist eine intensive Sitzhaltung, die im Hatha-Yoga als alternativer Meditationssitz oder auch für Pranayama (Atemtechniken) eingenommen wird. Die Haltung wirkt durchblutungsfördernd auf die Gelenke in Knien und Hüften sowie auf die großen Muskelgruppen der Beine, besonders der Oberschenkelvorderseiten. Steife Hüften werden dadurch zunehmend gelockert und Fußgelenke sowie Knie beweglich gehalten.

Bei Verletzungen oder Vorbelastungen in den Knien oder Fußknöcheln sollte diese Haltung nicht geübt werden. Als schonendere Haltung kann *Ardha Virasana* eingenommen werden. Im *halben Heldensitz* wird nur ein Bein gebeugt. Mental kann der Heldensitz zunächst eine Herausforderung bedeuten.

Sind die ersten Hürden überwunden, steht er aber für geistige Klarheit und wirkt unmittelbar belebend. Energetisch werden besonders Wurzel- und Sakralchakra angesprochen.

Durch die Aufrichtung der Wirbelsäule in *Virasana* kann der Yogi mithilfe des Atems alle Energiezentren ansteuern.

Virasana mit einem Bolster

Aufrichtung des Beckens/Entlastung der Knie und der LWS

1. Platziere ein Bolster längs auf deiner Matte.

2. Setze dich auf das Bolster. Beuge die Beine nach hinten. Deine Schienbeine sind am Boden, die Füße an den Seiten des Bolsters abgelegt. Die Zehen zeigen nach hinten.

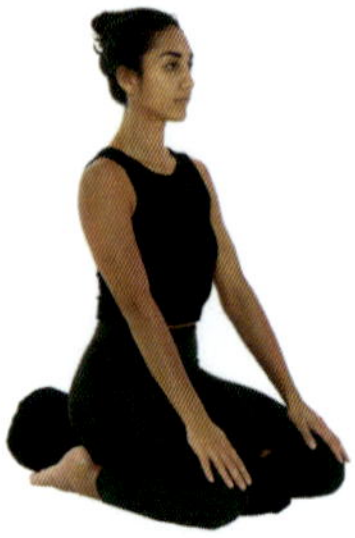

3. Rolle die Waden nach außen und lasse beide Sitzbeinknochen tief in das Bolster sinken. Die Außenseiten deiner Oberschenkel berühren die Innenseiten deiner Waden.

4. Richte die Wirbelsäule auf. Lasse die Hände auf den Oberschenkeln ruhen. Die Schultern sind entspannt.

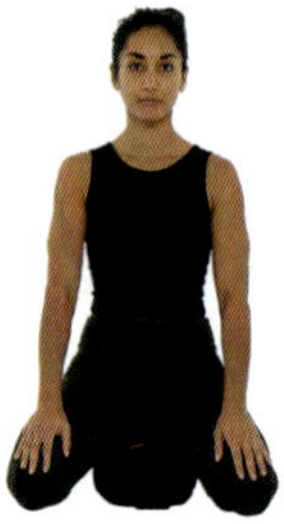

Bleibe für einige tiefe Atemzüge in dieser Haltung. Du kannst die Augen dabei schließen und in der Meditation verweilen.

Diese Variante ist eine schonende Alternative für den ***Heldensitz****, da sie auch bei weniger geöffneten Hüften geübt werden kann und die Knie entlastet sind. Das erhöhte Sitzen auf dem Bolster hilft vor allem Anfängern, das Becken aufzurichten und die Wirbelsäule zu strecken.*

Virasana mit einem Klotz und einer Decke

Aufrichtung des Beckens/Entlastung der Fußgelenke

1. Setze dich auf einen erhöhten Klotz.

2. Beuge die Beine zurück in *Virasana*. Lege eine gerollte Decke unter die Fußrücken.

3. Richte das Becken über dem Klotz auf und strecke die gesamte Wirbelsäule. Lasse die Hände auf den Oberschenkeln ruhen. Die Schultern sind entspannt.

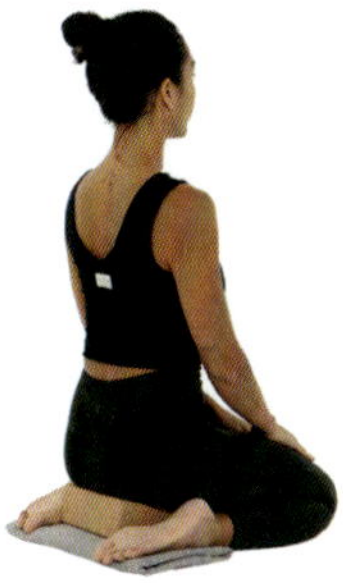

Bleibe für einige tiefe Atemzüge in dieser Position. Du kannst die Augen dabei schließen und in der Meditation verweilen.

Das erhöhte Sitzen hilft bei der Aufrichtung des Beckens. Der untere Rücken wird in der Aufrichtung unterstützt und die Fußgelenke werden durch die Decke entlastet. Diese Variante ist daher besonders bei sensitiven Fuß- oder Kniegelenken geeignet.

Balasana – Haltung des Kindes

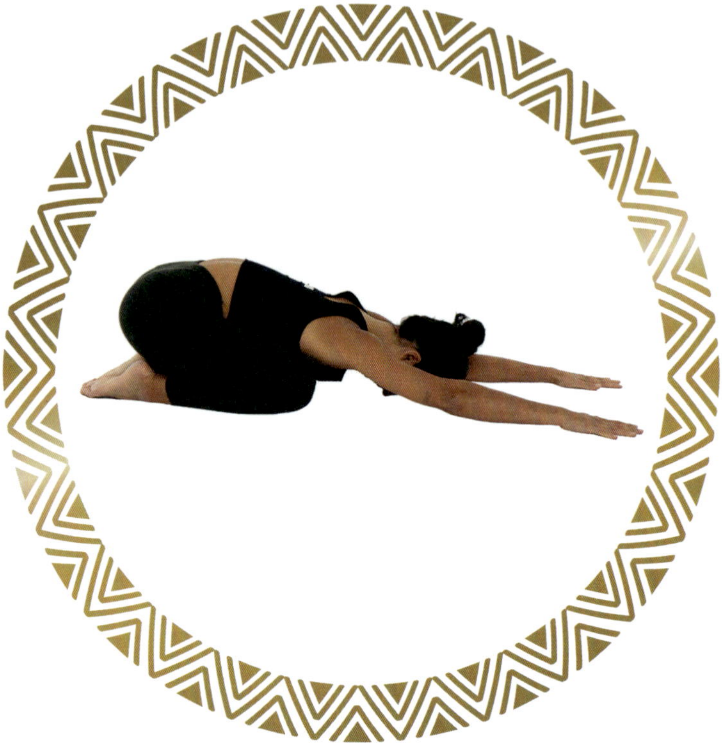

Balasana ist eine der körperlich weniger anspruchsvollen Haltungen, die für die Harmonisierung des Systems aber sehr viele positive Eigenschaften mit sich bringt. Die physische Form der Pose erinnert unser körperliches Gedächtnis an die früheste Kindheit und kann dadurch sehr beruhigend auf das Nervensystem wirken. Durch die Verbindung von Bauchdecke und Oberschenkeln wird der Atemrhythmus deutlich spürbar und wirkt wie eine Massage auf die Bauchorgane, die insbesondere die Verdauung beeinflussen.

Hüften, Oberschenkel, Knöchel und Wirbelsäule werden sanft gedehnt und die Durchblutung wird gefördert. Gerade bei Beschwerden im unteren Rücken ist die Kindeshaltung eine wohltuende Entlastung. Das In-die-Hüften-Sinken spricht vor allem das Wurzel- und Sakralchakra an. Durch die vornüber gebeugte Haltung fließt der Atem in die Körperrückseiten und stimuliert dort den Energiefluss auf der Rückseite des Herzchakras.

Das sanfte Ablegen der Stirn am Boden richtet den geistigen Fokus auf das dritte Auge, das auch als Tor zu unserer inneren Weisheit bezeichnet wird. *Balasana* richtet die Aufmerksamkeit nach innen und ermöglicht dem Yogi die geistige Introspektive.

Balasana mit einem Klotz

Unterstützung des Beckens/Entlastung der Knie

1. Setze dich auf einen flachen Klotz in den Fersensitz.
2. Öffne die Knie so weit, dass du problemlos mit den Händen nach vorne wandern kannst.
3. Strecke die Arme lang nach vorne aus. Lege die Stirn am Boden ab.
4. Atme ein und strecke die Wirbelsäule weiter nach vorne. Atme aus und senke das Becken weiter zurück in Richtung Fersen.
5. Entspanne die Unterarme am Boden. Die Schultern sind weit weg von den Ohren.

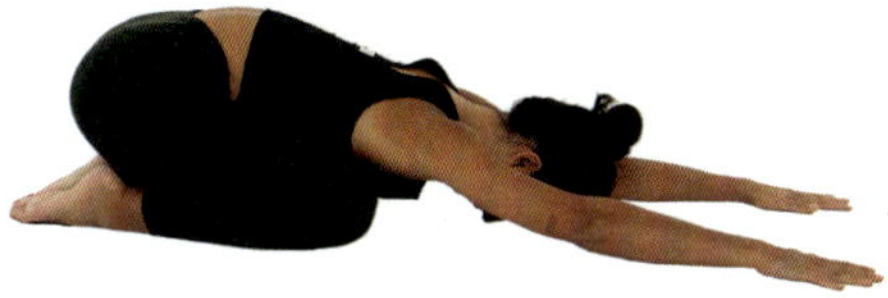

Bleibe für einige tiefe Atemzüge in dieser Haltung. Lege die Hände unter die Schultern und rolle dich unterstützt durch die Arme in den aufrechten Sitz zurück.

Die Unterstützung des Klotzes hilft Anfängern in die Haltung, wenn die Hüften noch nicht weit genug geöffnet sind, um das Gesäß auf den Fersen abzulegen. Durch die Erhöhung wird weniger Spannung in den Oberschenkeln erzeugt und die Knie werden entlastet.

Balasana mit einem Gurt und zwei Klötzen

Streckung der Wirbelsäule/Öffnung des Brustkorbs

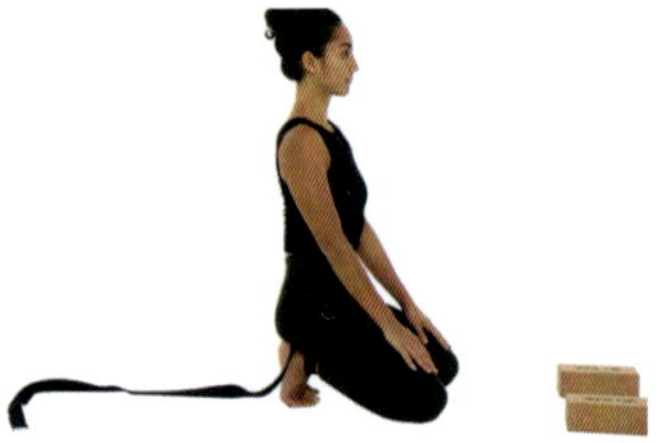

1. Platziere zwei flache Klötze im schulterbreiten Abstand am Mattenanfang.

2. Komme in den aufrechten Fersensitz und binde einen Gurt von beiden Seiten um jeweils Oberschenkel und Knöchel.

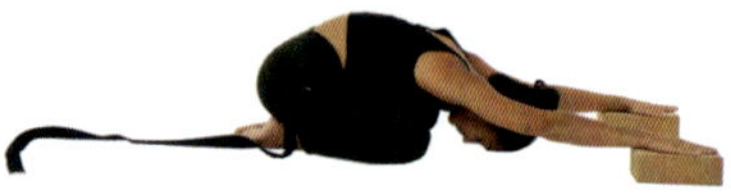

3. Beuge dich nach vorne und lege die Handflächen auf den Klötzen ab. Halte die Hüften auf den Fersen abgelegt.

4. Schiebe die Klötze weiter nach vorne, um die Arme weiter zu strecken und die Dehnung in den Körperseiten zu verstärken. Lege die Stirn auf dem Boden ab.

Bleibe für einige tiefe Atemzüge in dieser Haltung. Bringe die Hände zu den Schultern. Rolle dich, unterstützt durch die Arme, langsam zurück ins Sitzen auf.

Diese Variante bietet Fortgeschrittenen die Möglichkeit, die Streckung der Wirbelsäule zu erweitern. Der Gurt hilft bei der Verankerung des Beckens. Von dort kann sich der untere Rücken und der Rest der Wirbelsäule weiter strecken. Durch die Erhöhung der Unterarme mittels der Klötze wird sich der Brustkorb weiter öffnen. Die Dehnung in den Flanken wird intensiviert.

Supta Padangushthasana – liegende Streckung

Supta = sich hinlegen, *Pada* = Fuß, *Angushta* = großer Zeh

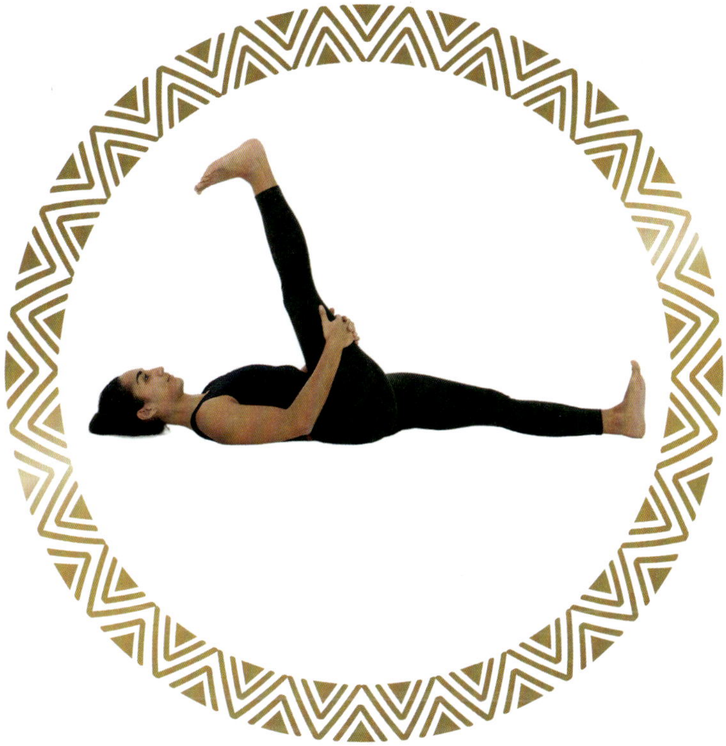

In der intensiven Beinstreckung im Liegen wird, wie der Name verrät, die Beinrückseite gedehnt und die Beweglichkeit des Beckens gefördert. Durch die liegende Position wird die Durchblutung der Beine angekurbelt. In der Haltung kann das Becken besser ausgerichtet werden, was sich lindernd auf den unteren Rücken auswirkt.

Die Knie- und Wadenmuskulatur, das Hüftgelenk sowie die Lendenwirbelsäule wird gedehnt und gekräftigt. Auch bei Ischiasschmerzen und Menstruationsbeschwerden im unteren Rücken kann *Supta Padangushthasana* helfen.

Energetisch ist die Ausrichtung des Beckens für das Wurzelchakra interessant. Auf den Geist wirkt die Haltung erleichternd und belebend zugleich.

Supta Padangushthasana mit einem Gurt

Ausrichtung des Beckens/Entlastung der Schultern

1. Komme in die Rückenlage. Halte einen Gurt griffbereit.
2. Ziehe mit beiden Händen das rechte Knie dicht zu dir heran. Das linke Bein ist lang am Boden ausgestreckt. Der Fuß ist geflext und die Ferse fest am Boden.
3. Bringe einen Gurt um die rechte Fußsohle.
4. Halte beide Enden des Gurts dicht am Körper. Die Schultern sind entspannt.
5. Langsam schiebe den rechten Fuß in den Gurt und beginne, das rechte Bein zu strecken.
6. Presse die linke Ferse fester in die Matte. Beide Beine sind aktiv und beide Füße geflext. Die Oberschenkelmuskulatur ist angespannt.
7. Atme ein und versuche, das rechte Bein länger zu strecken. Spüre die Öffnung der Beinrückseite.
8. Atme aus und versuche, die rechte Gesäßhälfte schwer zu machen. Die Hüften sollten geschlossen sein. Die rechten Zehen über dir schauen gerade zum Körper.

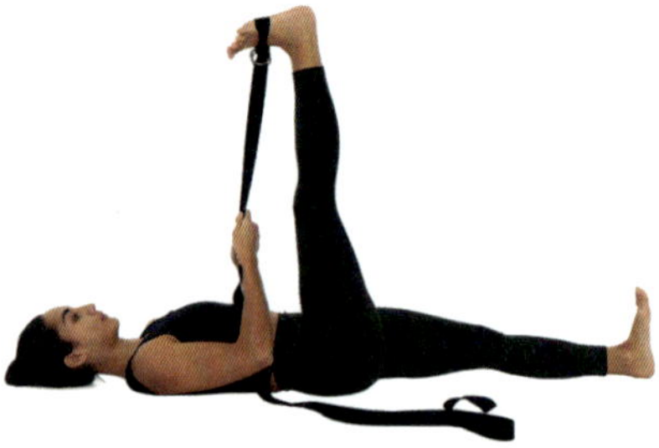

Bleibe für einige tiefe Atemzüge in *Supta Padangushthasana.* Langsam beuge das rechte Bein und löse den Gurt. Wechsle auf die andere Seite.

Der Gurt dient als Verlängerung der Arme, sodass die Schultern entspannt bleiben können und weniger Kraft in den Armen aufgewendet werden muss. Darüber hinaus hilft der Gurt sowohl Neueinsteigern als auch Fortgeschrittenen bei der Feinjustierung des Beckens und intensiviert somit die Dehnung der Beinrückseite sowie die Länge im unteren Rücken.

Variante von Supta Padangushthasana mit einem Gurt

Öffnung der Hüfte

1. Komme in Variante 1 von *Supta Padangushthasana* mit Gurt.
2. Halte beide Gurtenden mit der rechten Hand. Löse die linke Hand.
3. Langsam senke das rechte Bein zur Seite. Halte die linke Gesäßhälfte am Boden.
4. Bringe die linke Hand auf den linken Oberschenkel, um das Heben der Hüfte zu verhindern.

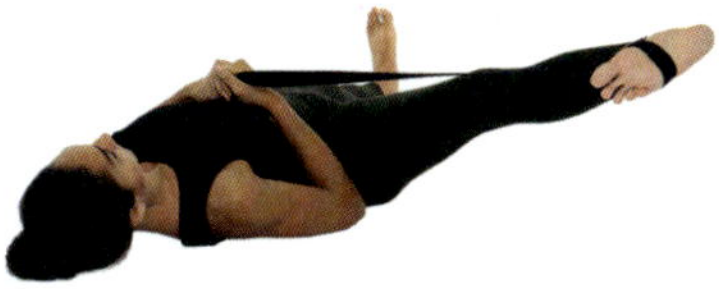

Bleibe für einige tiefe Atemzüge in der Öffnung der Hüfte. Langsam bringe das Bein zurück zur Mitte, beuge das Bein und löse den Gurt. Wiederhole alles auf der anderen Seite.

Durch den Widerstand des Gurts kann das gestreckte Bein langsam und kontrolliert in Richtung Matte gesenkt werden. So bleiben die Innenseiten der Oberschenkel aktiv und das Becken in seiner korrekten Ausrichtung.

Variante im Twist: Parivritta Supta Padangushthasana mit einem Gurt

Drehung der Wirbelsäule

1. Nachdem du Variante 2 von *Supta Padangushthasana* mit Gurt geübt hast, komme zurück in Variante 1.

2. Wechsle beide Enden des Gurts in die linke Hand. Strecke den rechten Arm auf Schulterhöhe neben dir aus.

3. Schiebe die Innenseite des rechten Fußes in den Gurt und senke das rechte Bein langsam auf die linke (gegenüberliegende) Seite.

4. Halte das rechte Schulterblatt am Boden. Das linke Bein bleibt aktiv gestreckt. Der Fuß ist geflext und die Ferse presst aktiv in die Matte.

5. Lege das rechte Bein auf der linken Seite ab. Spüre in die Dehnung der Oberschenkelaußenseite. Die Hüfte des rechten Beins ist innenrotiert. Die linke Hüfte bleibt gerade.

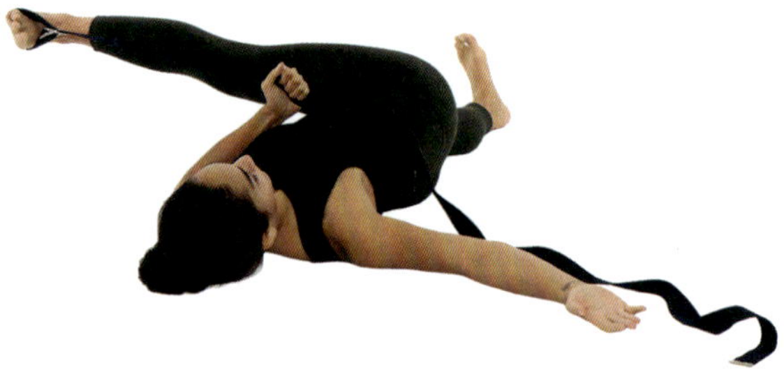

Bleibe für einige tiefe Atemzüge in dieser Haltung. Mit Kraft und Kontrolle hole das Bein langsam zurück in die Mitte. Beuge das Bein und löse den Gurt. Wiederhole alles (Variante 1, 2, 3) auf der anderen Seite.

*In der getwisteten Variante von **Supta Padangushthasana** erfährt die Wirbelsäule eine intensive Drehung. Dadurch wird der untere Rücken, vor allem der M. quadratus lumborum und das IT-Band an der Außenseite des Oberschenkels gedehnt.*

Durch die Drehung können Blockaden in der Brust- und vor allem Lendenwirbelsäule gelöst und Spannungen im Bauch reduziert werden. Dies hat förderliche Effekte auf die Verdauung, wie auf die Flexibilität der Wirbelsäule.

*Alle liegenden Varianten von **Padangusthasana** bereiten die Ausrichtung des Beckens für die stehenden Balancehaltungen vor.*

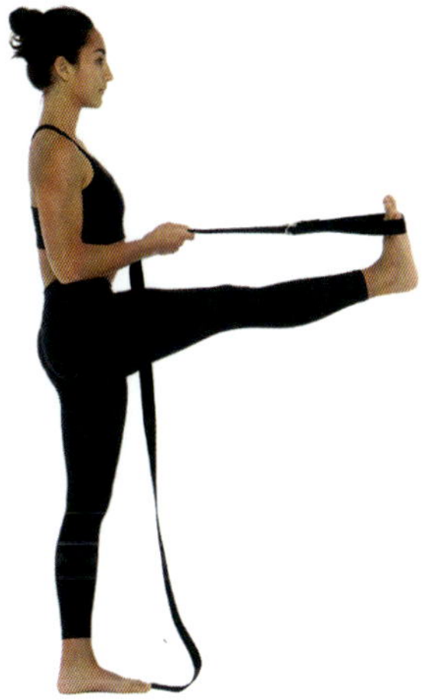

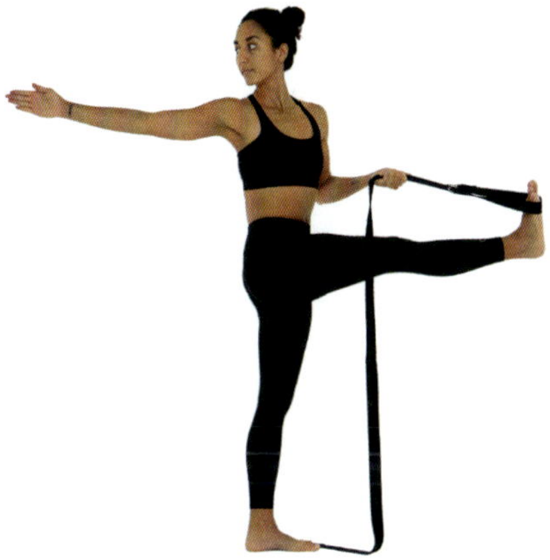

6

ENTSPANNUNG

Restorative Yoga und Yin-Yoga

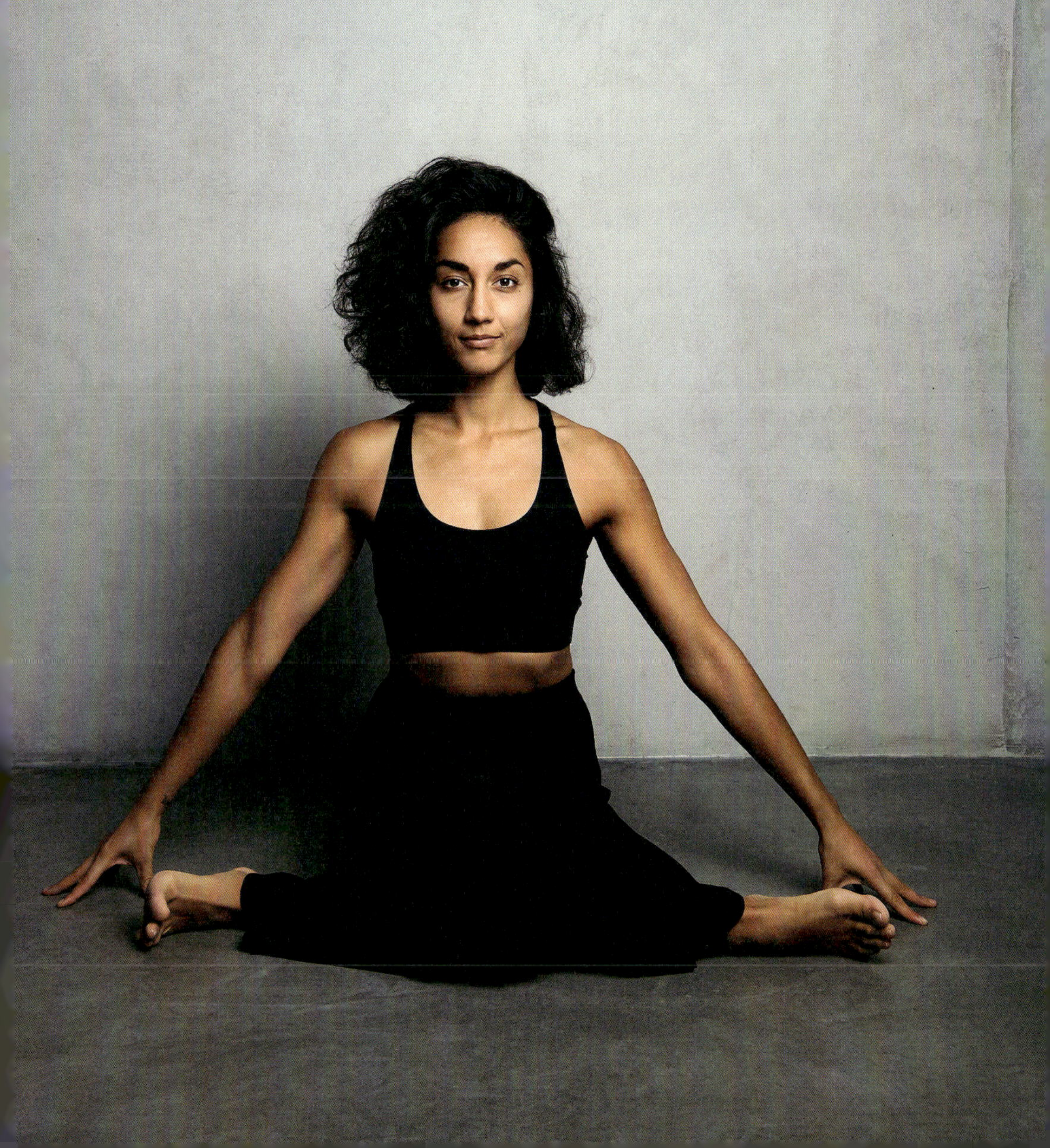

Supta Baddha Konasana – liegender Schmetterling

Supta = auf dem Rücken, *Baddha* = gebunden, *Kona* = Winkel

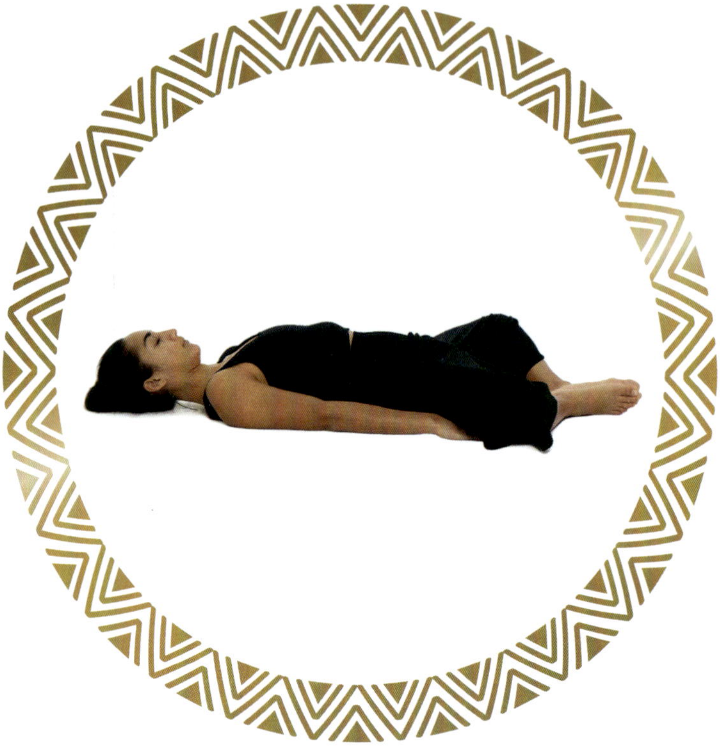

Die Winkelhaltung in Rückenlage ist auch als der *liegende Schmetterling* bekannt. Die Knie sinken wie zwei geöffnete Flügel zu den Seiten. Durch die Wirkung der Schwerkraft werden die Oberschenkel und die Beininnenseiten ohne Haltekraft der Muskulatur gedehnt und die Leisten geöffnet.

Die passive Hüftöffnung spricht das Sakralchakra an und stimuliert die Sexualorgane. Darüber hinaus kann der Bauch entspannen und Verdauungsprozesse können in Gang gesetzt werden. Bei Menstruationsbeschwerden kann die Haltung krampflösend und schmerzlindernd wirken.

Supta Baddha Konasana mit einem Bolster

Sanfte Hüftöffnung/Entlastung des unteren Rückens

1. Lege ein Bolster quer über die Mattenmitte.

2. Komme in den aufrechten Sitz. Der Blick geht in Richtung Bolster. Stelle die Füße über das Bolster.

3. Greife die Oberschenkel mit beiden Händen und rolle dich Wirbel für Wirbel in die Rückenlage.

4. Stelle die Füße zusammen und lasse die Knie zu den Seiten sinken. Die Oberschenkelaußenseiten sind entspannt und in Kontakt mit dem Bolster.

5. Lege die Handrücken neben dem Körper ab. Schließe die Augen. Lasse mit jeder tiefen Ausatmung die Beine schwerer in das Bolster sinken.

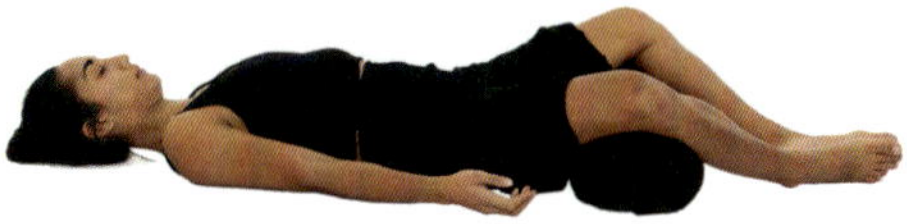

*Diese passive Variante von **Supta Baddha Konasana** wirkt regenerativ auf das ganze System. Der Körper ist von muskulärer Spannung gelöst und der Atem kann frei in die Haltung fließen. So können die Organe und der Geist in einen tiefenentspannten Zustand gelangen.*

Supta Baddha Konasana mit einem Bolster und zwei Klötzen

Sanfte Hüftöffnung/Entlastung der Knie/passive Herzöffnung

1. Lege ein Bolster längs in die Mattenmitte. Halte zwei Klötze griffbereit.
2. Lege dich mit der Wirbelsäule auf das Bolster.
3. Lasse die Knie zu den Seiten sinken.
4. Schiebe die Klötze jeweils unter die Oberschenkelaußenseiten.
5. Lege die Hände neben dem Körper ab. Die Handflächen schauen nach oben.
6. Schließe die Augen und atme tief in die Öffnung der Körpervorderseite ein. Lasse die Körperrückseite mit jeder Ausatmung tiefer in die Unterlage sinken.

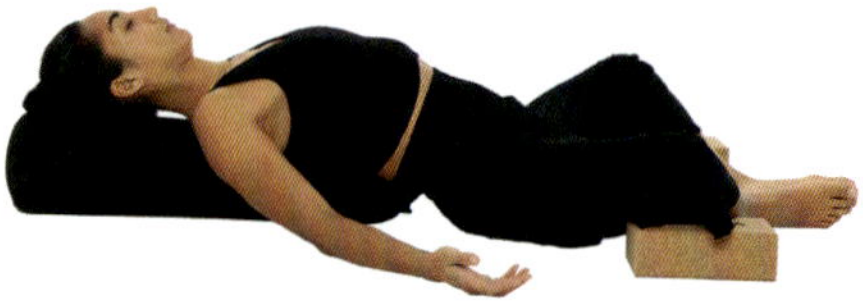

*Diese passive Variante von **Supta Baddha Konasana** ist für alle geeignet, die sich der regenerativen Wirkung in der Körpervorderseite hingeben möchten. Das gesamte Körpergewicht darf an das Bolster abgegeben werden. Die Klötze entlasten die empfindsamen Kniegelenke.*

Supta Baddha Konasana mit einem Klotz

Intensive Öffnung der Hüften

1. Komme in die Rückenlage. Halte einen Klotz griffbereit. Die Füße sind hüftschmal aufgestellt.
2. Hebe das Becken und schiebe einen flachen Klotz unter das Gesäß.
3. Lege das Kreuzbein auf dem Klotz ab. Bringe die Füße zueinander und schließe die Knie.
4. Lasse die Knie langsam zu den Seiten sinken.
5. Schiebe die Hände unter die Oberschenkel. Lasse die Leisten mit jeder Ausatmung mehr los.

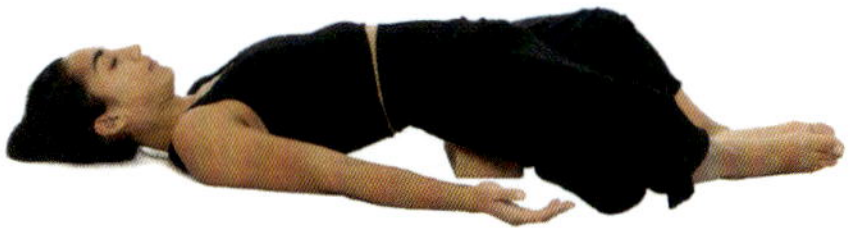

Mit der Zeit kannst du die Hände unter den Oberschenkeln lösen und die Schwerkraft auf die Öffnung der Hüften wirken lassen.

Diese Variante ist sehr intensiv und wirkt verstärkt auf die Öffnung der Hüften. Sie sollte nicht bei Beschwerden im unteren Rücken geübt werden.

Matsyasana – Fischhaltung/unterstützte Rückbeuge

Matsya = Fisch

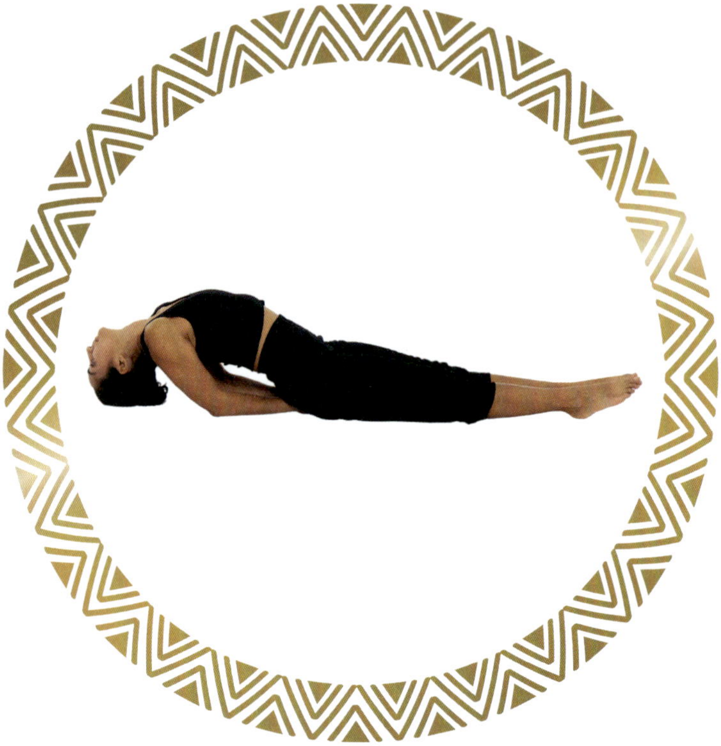

Matsyasana – oder der *Fisch* – ist eine herzöffnende Rückbeuge, die wunderbar durch Hilfsmittel ergänzt und unterstützt werden kann. Verspannte Muskeln im Schulter- und Rückenbereich können dadurch gelöst werden. Der Brustkorb wird geöffnet und der Atem kann tiefer fließen. Dies belebt den Geist und wirkt Trägheit und Lethargie entgegen.

Auf emotionaler Ebene löst *Matsyasana* vor allem Blockaden im Herzchakra und verleiht das Gefühl von Freude und Offenheit.

Matsyasana mit einer Decke

Sanfte Herzöffnung/Entlastung der Schultern

1. Rolle eine Decke und lege sie quer über die Mattenmitte.
2. Komme in den aufrechten Sitz, mit dem Rücken zur Decke gedreht. Die Füße sind aufgestellt.
3. Rolle dich langsam nach hinten und lege den Brustkorb auf der gerollten Decke ab. Senke das Kinn zur Brust. Der Nacken ist lang.
4. Breite die Arme über dem Körper aus. Die Schultern sind weit weg von den Ohren.

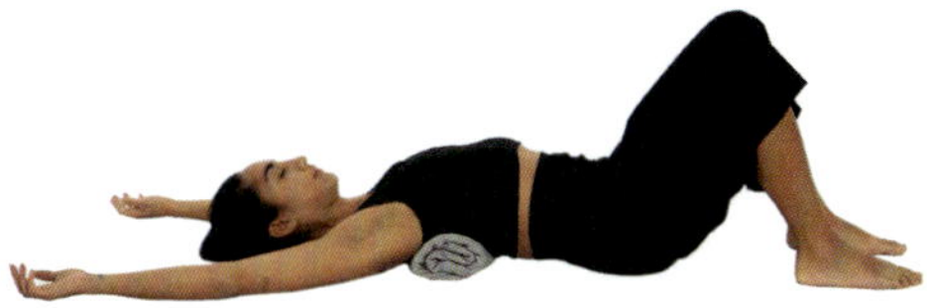

5. Um die Dehnung in der Körpervorderseite zu verstärken, kannst du die Beine lang vor dir ausstrecken. Bei Beschwerden im unteren Rücken lasse die Füße aufgestellt.
6. Schließe die Augen und atme tief in den Brustkorb. Mit jeder Einatmung weiten sich die Rippenbögen. Mit jeder Ausatmung sinkt der Brustkorb tiefer in die Decke.

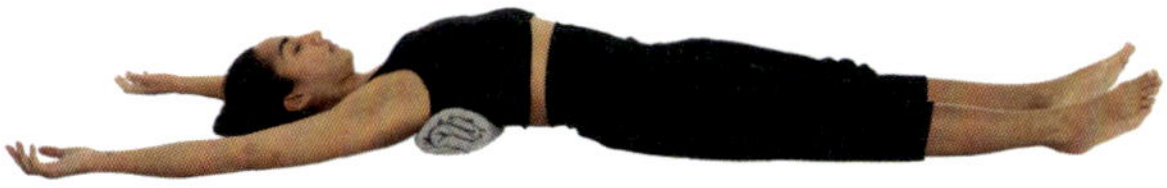

Bleibe bis zu fünf Minuten in der Haltung. Stelle die Füße auf. Drehe dich langsam auf die Seite. Die Beine sind angezogen. Spüre für einen Moment nach, bevor du dich zum Sitzen aufrichtest.

Die gerollte Decke hebt den Brustkorb in die passive Herzöffnung. Das Gewicht des Körpers kann vollständig abgegeben werden. Schultern und Nacken sind dadurch entlastet.

Matsyasana mit einem Bolster

Passive Herzöffnung/Entlastung des Oberkörpers

1. Lege ein Bolster längs in die Mattenmitte.
2. Setze dich mit dem Rücken vor das Ende des Bolsters. Die Füße sind aufgestellt.
3. Lege die Wirbelsäule langsam auf dem Bolster ab.
4. Um den Körper ganz zu entspannen, kannst du die Beine lang nach vorne ausgleiten lassen. Bei Beschwerden im unteren Rücken lasse die Füße aufgestellt.
5. Schließe die Augen und atme tief in die Öffnung der Körpervorderseite. Mit jeder Einatmung spüre die Erhöhung des Herzens. Mit jeder Ausatmung lasse das Gewicht des Oberkörpers tiefer in das Bolster sinken.

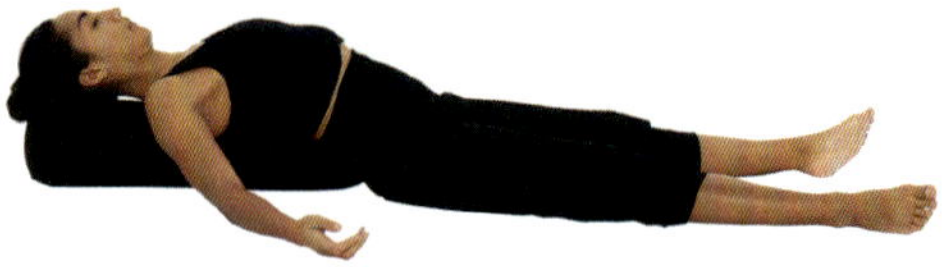

Du kannst bis zu 15 Minuten in der Haltung bleiben. Greife mit beiden Händen die Oberschenkel. Ziehe das Kinn zur Brust und rolle dich Wirbel für Wirbel nach oben ins Sitzen zurück. Lasse den oberen Rücken für einen Moment rund nach vorne sinken.

Das Bolster dient als schonende Unterlage für die Wirbelsäule, um die Körpervorderseite zu öffnen. Das Gewicht des Rumpfs kann vollständig abgegeben werden, sodass der gesamte Körper in dieser Haltung entspannen kann.

Matsyasana mit einem Klotz

Passive Rückbeuge/Entlastung des oberen Rückens

1. Lege einen flachen Klotz quer in die Mattenmitte.

2. Setze dich mit dem Rücken in Richtung Klotz gewandt. Die Füße sind aufgestellt.

3. Greife die Knie mit beiden Händen. Rolle dich langsam nach hinten und lege den Brustkorb auf dem Klotz ab. Senke das Kinn zur Brust. Der Nacken ist lang. Sollte dies ein Problem für dich darstellen, lege eine gefaltete Decke unter den Kopf.

4. Breite die Arme über dem Körper aus. Die Schultern sind weit weg von den Ohren. Du kannst hier bleiben oder:

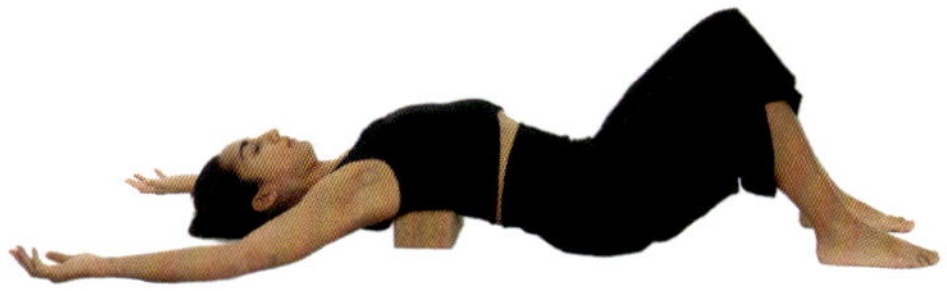

5. Strecke die Beine lang vor dir aus. Sollte sich dies unangenehm im unteren Rücken anfühlen, stelle die Füße wieder auf.

6. Schließe die Augen und atme tief in den Brustkorb. Mit jeder Einatmung weiten sich die Rippenbögen. Mit jeder Ausatmung sinkt der Brustkorb tiefer in den Klotz.

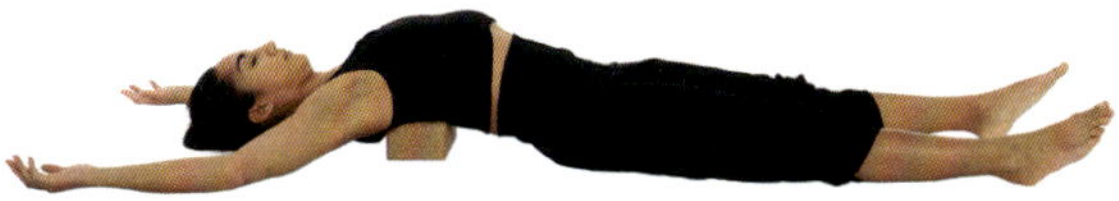

Bleibe bis zu zwei Minuten in dieser Haltung. Greife mit beiden Händen die Oberschenkel. Ziehe das Kinn zur Brust und rolle dich Wirbel für Wirbel nach oben ins Sitzen zurück. Lasse den oberen Rücken für einen Moment rund nach vorne sinken.

Die Erhöhung durch den Klotz bietet eine Plattform für die passive Rückbeuge und Herzöffnung. Das Gewicht des Rumpfs kann vollständig abgegeben werden, sodass Kopf, Nacken und Schultern entlastet sind.

Jathara Parivartanasana – liegender Twist

Jathara = Bauch, *Parivarasana* = hin- und herbewegen

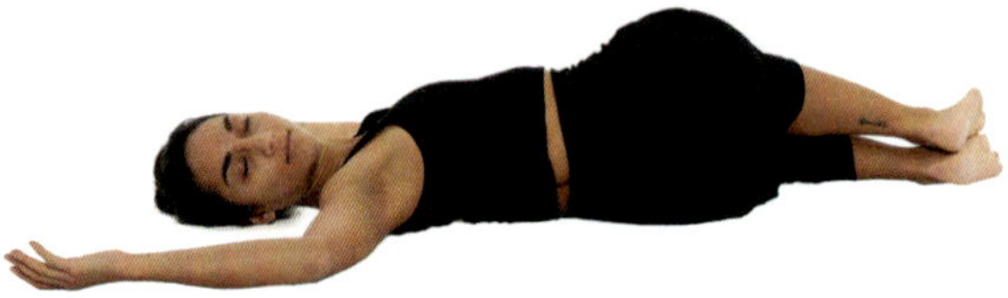

Obwohl der Rücken vollkommen entspannt ist, hält der liegende Twist die Wirbelsäule beweglich. Das Öffnen der Körperseiten dehnt die interkostale Muskulatur zwischen den Rippen und fördert eine tiefe Atmung. Der Geist kann entspannen. Durch den sanften Twist werden die Organe im Bauchraum massiert.

Dies hat einen verdauungsfördernden Effekt und wirkt energetisch auf das Nabel- und das Herzchakra. Bei chronischen und akuten Beschwerden im unteren Rücken sollte der Twist – wenn überhaupt – nur unter Einsatz der Hilfsmittel ausgeführt werden.

Jathara Parivartanasana mit einem Bolster

Entlastung des unteren Rückens

1. Komme in die Rückenlage. Halt ein Bolster griffbereit neben dir. Stelle die Füße in der Mattenmitte auf. Die Beininnenseiten berühren sich.

2. Breite die Arme im rechten Winkel auf Schulterhöhe aus. Die Schulterblätter sind fest geerdet in der Matte.

3. Hebe das Becken und schwinge die Hüfte nach rechts. Lege das Becken auf der rechten Seite ab und lasse die Knie nach links sinken.

4. Bringe das Bolster zwischen die Beininnenseiten.

5. Wenn der Nacken es verträgt, drehe den Kopf in die Gegenrichtung. Senke das Kinn zur Brust.

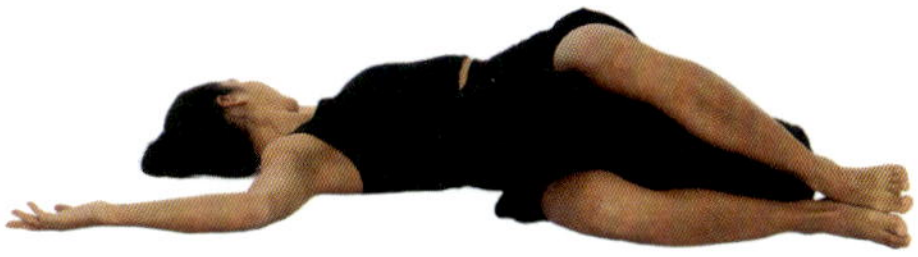

Bleibe bis zu drei Minuten in dieser Haltung. Atme tief zwischen Brust- und Bauchraum. Drehe als Erstes den Kopf zurück. Dann hole das Becken zurück in die Mitte und wechsle zur anderen Seite.

Das Bolster beugt Spannungen im unteren Rücken vor und entlastet die Lendenwirbelsäule sowie die Schultern.

Jathara Parivartanasana mit einem Klotz

Entlastung des unteren Rückens/Entlastung der Schultern

1. Platziere einen flachen Klotz quer an der linken Mattenseite.
2. Komme in die Rückenlage. Die Füße sind aufgestellt. Die Beininnenseiten berühren sich in der Mitte der Matte.
3. Breite die Arme im rechten Winkel auf Schulterhöhe aus. Die Schulterblätter sind fest geerdet in der Matte.
4. Hebe die Beine in einen rechten Winkel zum Körper und lasse die Knie nach rechts auf den Klotz sinken.
5. Wenn der Nacken es verträgt, drehe den Kopf in die Gegenrichtung. Senke das Kinn zur Brust.

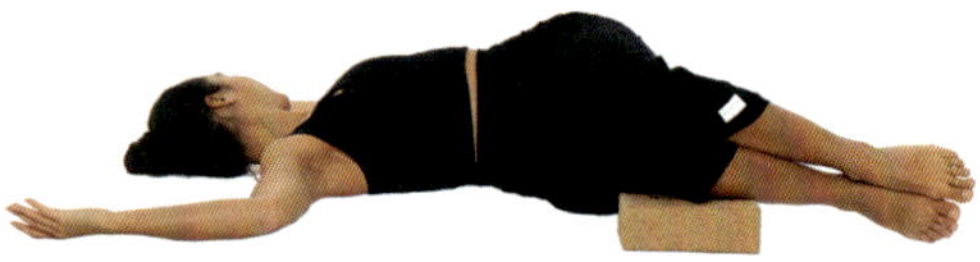

Bleibe für einige tiefe Atemzüge in dieser Haltung. Mit jeder Einatmung spüre die Öffnung der Schultern. Mit jeder Ausatmung lasse die Beine schwerer in den Klotz sinken. Drehe als Erstes den Kopf zurück. Dann hole die Beine zurück in die Mitte und wechsle zur anderen Seite.

Zur zusätzlichen Entlastung kannst du eine gerollte Decke zwischen die Knie legen.

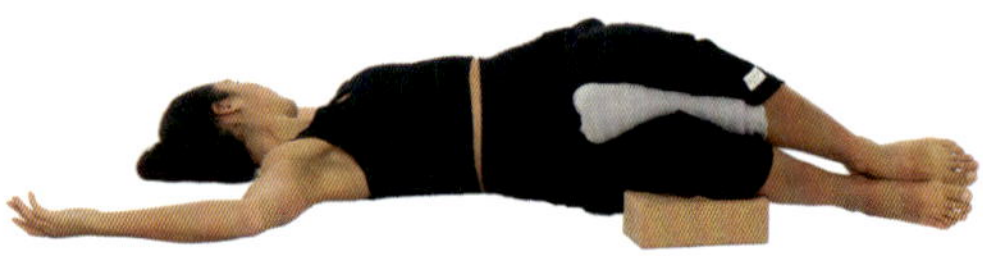

Der Klotz ermöglicht eine präzise Ausrichtung der Beine im rechten Winkel zum Körper. Rücken und Schultern erfahren so eine optimale Dehnung.

Balasana – Haltung des Kindes

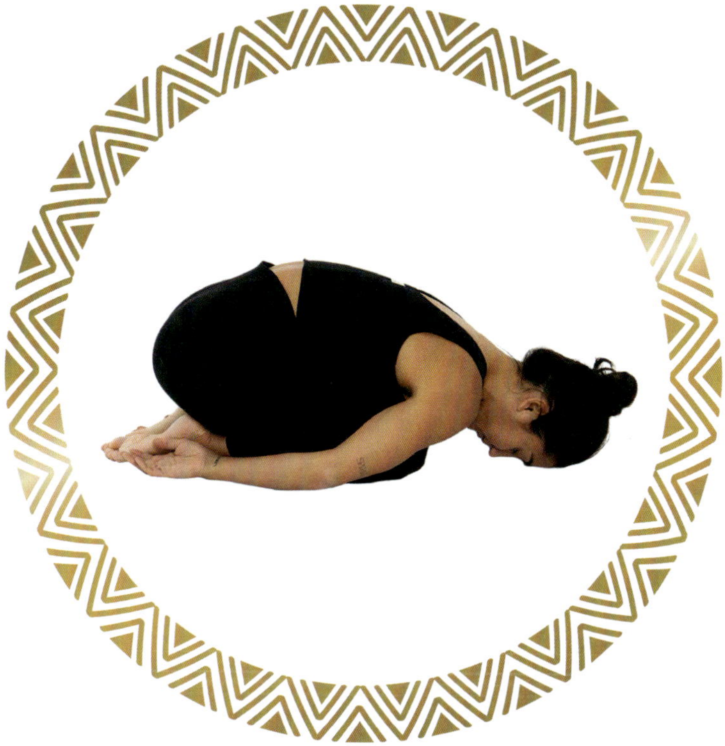

Wie bereits auf Seite 150ff. beschrieben, wirkt sich die *Haltung des Kindes* sehr beruhigend auf das Nervensystem aus. Die zurückgezogene Haltung, die einem Embryo im Mutterleib ähnelt, vermittelt dem Gehirn das Gefühl von Schutz und Sicherheit. Ein tiefer Atem unterstützt dieses Gefühl. Durch den Kontakt des Bauchs und der Oberschenkel ist der Herzschlag aus der Bauchschlagader (Aorta) unmittelbar (durch den davor liegenden Darm übertragen) spürbar.

Eine tiefe Bauchatmung wirkt beruhigend auf den Parasympathikus, stimuliert über den Gegendruck der Oberschenkel die Darmtätigkeit und trägt insgesamt zur Entspannung bei. Der Rücken erfährt eine sanfte Dehnung und befreit die Energieversorgung der Nieren über eine Öffnung der umliegenden faszialen Strukturen.

Durch das Zurücksinken in die Hüften und die Erdung des Beckens wird insbesondere das Wurzel- und das Sakralchakra angesprochen. Im Rückzug der Haltung können wir uns der inneren Weisheit widmen – unabhängig von den Dingen, die im Außen geschehen.

Balasana mit einem Bolster

Entlastung des unteren Rückens und des Nackens

1. Platziere ein Bolster längs in der Mattenmitte.
2. Knie dich vor das Bolster und öffne die Knie mattenbreit.
3. Greife mit beiden Händen die Unterarme über Kreuz und lege die Stirn darauf ab.
4. Lasse den Oberkörper entspannt in das Bolster sinken.

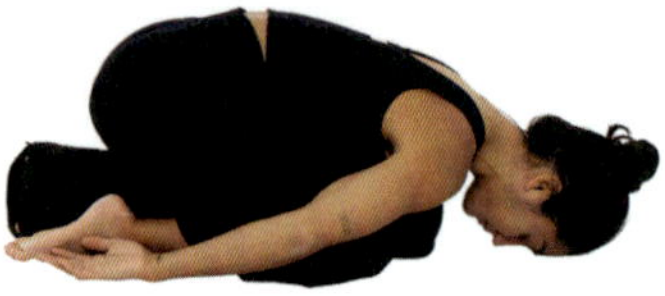

Bleibe bis zu fünf Minuten in dieser Haltung und atme tief in den Bauchraum.

*In dieser Variante von **Balasana** kann das Gewicht des Rumpfs vollständig an das Bolster abgegeben werden. Dadurch wird der untere Rücken entlastet. Das Ablegen des Kopfs auf der Erhöhung nimmt Druck aus der Halswirbelsäule. Der Nacken kann entspannen.*

Balasana mit einem Bolster und einem Klotz

Entlastung des Rumpfs

1. Platziere einen flachen Klotz am Mattenanfang. Lege das kurze Ende des Bolsters auf dem Klotz ab, sodass das Kopfende leicht erhöht ist. Das andere Ende des Bolsters liegt in der Mattenmitte auf.
2. Knie dich vor das Bolster und öffne die Knie mattenbreit. Lege den Oberkörper ab.
3. Schiebe das Becken zurück in Richtung Fersen, während du das Bolster umarmst. Lege die Arme hinter den Körper und die Handrücken auf der Matte ab.

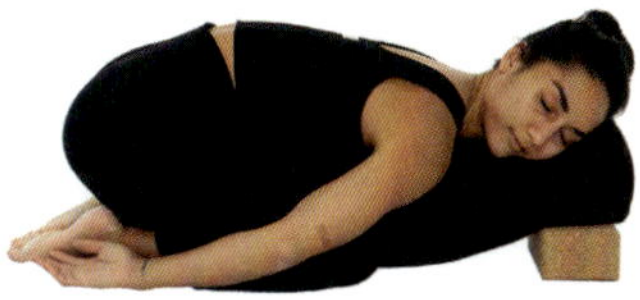

Bleibe für 1-2 Minuten in dieser Haltung. Atme tief in den Bauchraum. Lege dann den Kopf auf die andere Seite, bevor du dich wieder aufrichtest.

*In dieser Variante von **Balasana** kann das gesamte Gewicht des Rumpfs auf dem Bolster ruhen. Das Becken kann sich tiefer nach hinten senken und zwischen den Hüften entspannen. Dies wirkt besonders lindernd auf den unteren Rücken.*

Anahatasana – Haltung des Herzens

Anahata = Herz

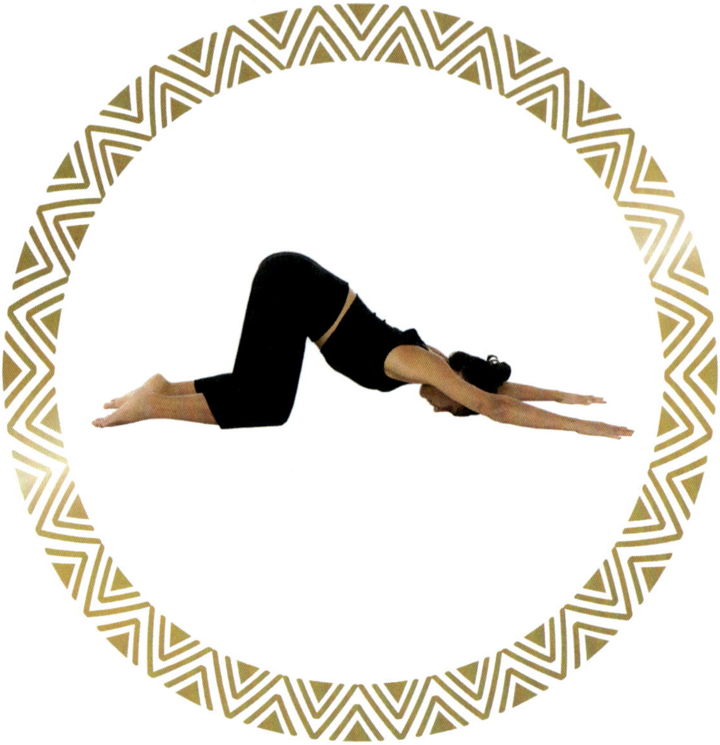

Anahatasana – auch *Melting Heart* genannt – lenkt, wie der Name verrät, die Aufmerksamkeit in die Herzgegend. Auch bekannt unter *Uttana Shishosana*, übersetzt: Welpenhaltung, wird in der kleinen Variante des *herabschauenden Hundes* der obere Rücken gestreckt, Schultergürtel und Brustkorb sind geöffnet und das Herzchakra wird stimuliert.

Anahatasana mit einem Klotz

Entlastung der Halswirbelsäule

1. Platziere einen flachen Klotz quer in der Mattenmitte.

2. Komme in den Vierfüßlerstand. Wandere mit den Armen lang nach vorn. Lege die Stirn auf dem Klotz ab.

3. Drücke die Hände in den Boden und halte die Arme aktiv. Das Gesäß bleibt über den Knien. Die Fußrücken sind abgelegt.

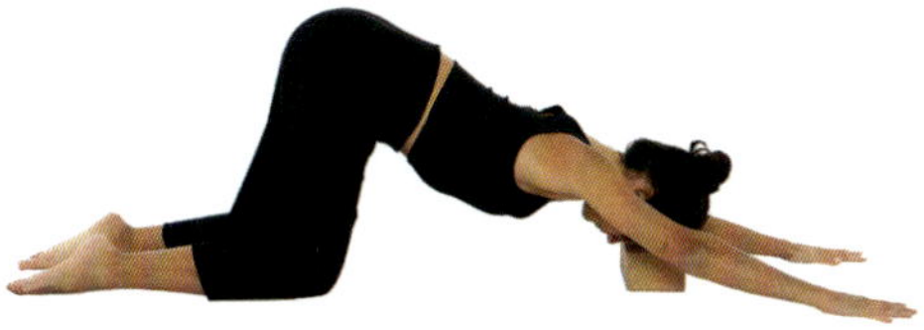

Bleibe hier für einige tiefe Atemzüge. Halte die Arme aktiv, ohne die Schultern zu den Ohren zu ziehen. Der Nacken sollte entspannt sein. Bei Knieproblemen kannst du eine Decke unter die Knie legen.

Das Ablegen der Stirn auf dem Klotz nimmt Druck aus der Halswirbelsäule und erleichtert es, die Schulterblätter in den Rücken zu bewegen. Der Brustkorb kann so weiter geöffnet und die Atemräume können erweitert werden.

Anahatasana mit einem Bolster

Entlastung der Schultern/intensive Dehnung des Brustkorbs

1. Platziere ein Bolster quer am Mattenanfang.
2. Komme in den Vierfüßlerstand. Wandere mit den Armen lang nach vorn. Lege die Stirn auf dem Bolster ab.
3. Beuge die Arme und bringe die Handflächen zueinander. Senke die Daumen in Richtung Schulterblätter.
4. Atme tief in die Dehnung des Brustkorbs ein. Das Gesäß bleibt über den Knien. Die Fußrücken sind abgelegt.

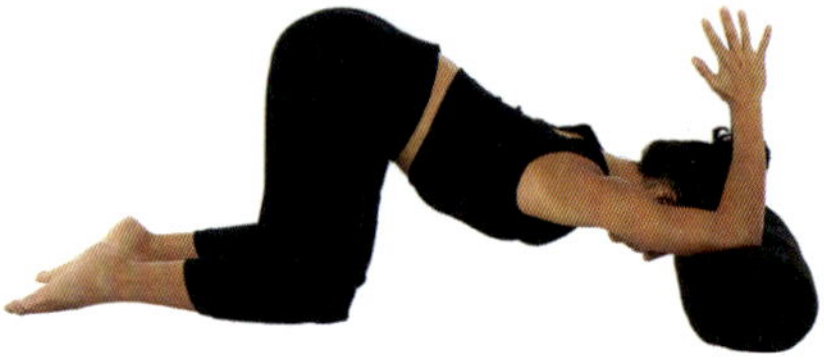

Bleibe hier für einige tiefe Atemzüge. Der Nacken sollte entspannt sein. Bei Knieproblemen kannst du eine Decke unter die Knie legen.

Die Erhöhung über das Bolster erleichtert es, in die Herzöffnung der Haltung zu entspannen. Wie der Name ***Melting Heart*** *beschreibt, darf der Brustkorb weiter werden und tiefer in Richtung Matte schmelzen. In dieser Variante der Arme werden die Oberarme gedehnt und die Flanken intensiver gestreckt.*

Upavistha Konasana - weite Grätsche

Upavishta = sitzend, *Kona* = Winkel

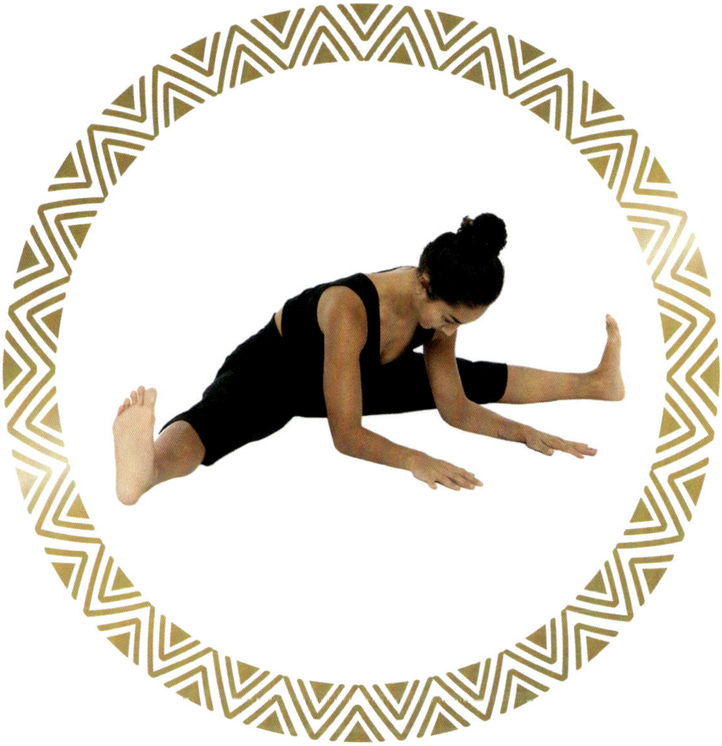

Wie bereits auf Seite 127ff. beschrieben, gehört *Upavishta Konasana* zu den sitzenden Hüftöffnern. In der passiven Variante wird der Oberkörper nach vorne abgelegt, sodass die Haltung um eine Vorbeuge erweitert wird und, neben den Beininnenseiten und den Hüften, auch die Körperrückseite gedehnt wird.

Durch das Versinken in die hüftöffnende Vorbeuge kann der Geist entspannen und emotionale Blockaden, die als Spannungsmuster im Gewebe gespeichert sind, können gelöst werden.

Die unterstützte Grätsche mit Hilfsmitteln eignet sich vor allem für Schwangere oder zur Linderung von Menstruationsbeschwerden. Sie öffnet das Becken, stimuliert den Beckenboden, regt die Verdauungsorgane an und wirkt in Kombination mit der Vorbeuge beruhigend auf das Nervensystem.

Upavistha Konasana mit einem Bolster und einem Klotz

Entlastung des Oberkörpers und des Nackens

1. Platziere einen aufgestellten Klotz am Mattenanfang. Lege das Bolster mit dem Kopfende auf dem Klotz ab. Das andere Ende des Bolsters liegt auf der Matte.

2. Setze dich in eine Grätsche. Die Beine umrahmen das Bolster und den Klotz. Die Füße sind geflext.

3. Lege die Stirn auf dem Bolster ab. Das Becken ist aufgerichtet. Sollte dies schwerfallen, kann zusätzlich eine gefaltete Decke unter dem Gesäß platziert werden. Die Arme ruhen entspannt neben dem Körper.

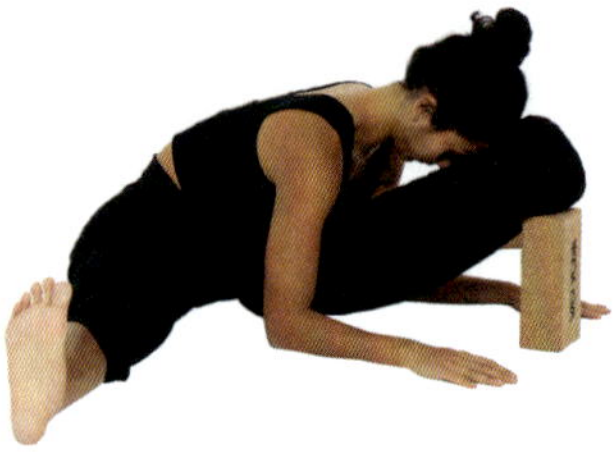

Bleibe bis zu fünf Minuten in dieser Haltung. Atme tief in die Körperrückseiten ein. Lasse dich mit jeder Ausatmung weiter in die Vorbeuge sinken.

Durch das Bolster kann der Oberkörper entspannt nach vorne sinken. Statt aktiv in die Dehnung zu gehen, gibt die Muskulatur langsam von selbst in die gewünschte Richtung nach.

Upavistha Konasana an der Wand

Passive Dehnung der Beininnenseiten/Öffnung der Hüften

1. Setze dich seitlich an eine Wand. Halte eine Faustbeite Abstand zwischen dir und der Wand.

2. Bringe nun die gestreckten Beine nacheinander an die Wand und lege den Oberkörper am Boden ab. Der Blick ist nun in Richtung Füße ausgerichtet.

3. Lasse die lang gestreckten Beine langsam zu den Seiten sinken. Die Füße sind geflext, die Fersen angelehnt.

4. Lege die Hände entspannt auf den Beinen ab und atme tief in die weite Grätsche.

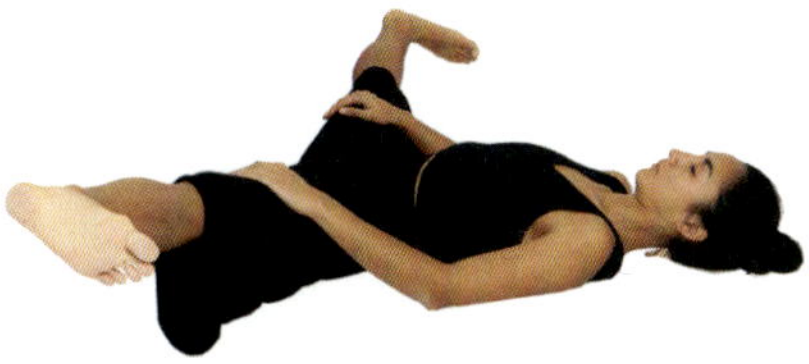

Atme tief in die Dehnung und bleibe bis zu einer Minute in dieser Haltung. Zur Unterstützung kannst du dir eine Decke oder einen flachen Klotz unter das Gesäß schieben. Stelle die Füße flach an der Wand ab, bevor du dich auf die Seite zurückdrehst.

Das Anlehnen an die Wand ermöglicht es, in eine tiefe Hüftöffnung zu entspannen.

Viparita Karani – unterstützter Schulterstand

Viparita = Umkehr, *Karani* = Form

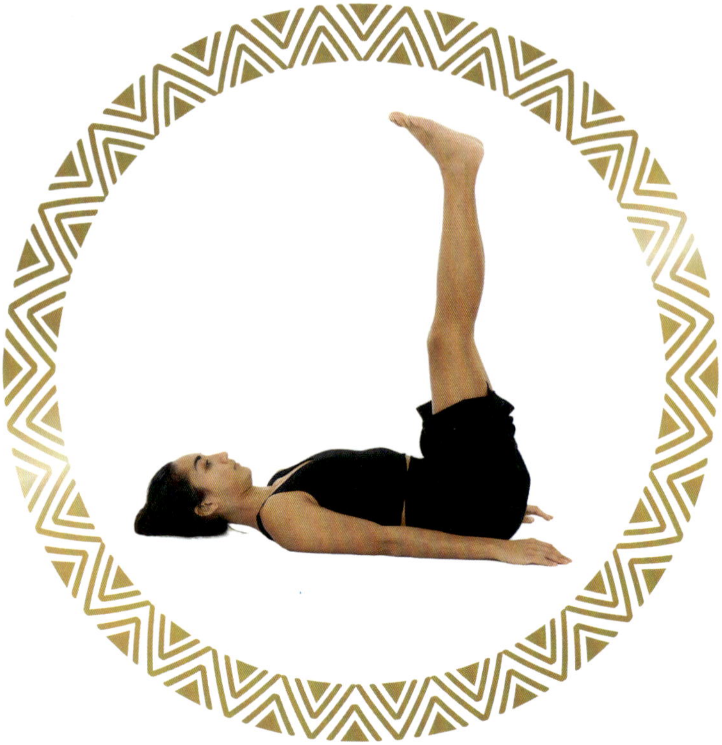

Anders als beim Schulterstand (S. 110ff.) liegt in *Viparita Karani* keine Belastung auf den Schultern und in der Halswirbelsäule. Der unterstützte Schulterstand wirkt wie eine Erholungspause auf das System. Er äußert sich als höchst erholsam für die Beine, aber auch für das Nervensystem.

Durch das Heben der Beine in die direkte Schwerkraftwirkungslinie wird der Rückfluss des sauerstoffarmen Bluts in Richtung Körperzentrum erhöht. Dies wirkt bei einem gesunden Herz-Kreislauf-System förderlich auf die Regeneration und dem Abbau von sauren Stoffwechselendprodukten aus dem Becken und den unteren Extremitäten.

Besonders auf ein gestresstes System hat die passive Umkehrhaltung einen beruhigenden Effekt. Bei erhöhtem Augendruck, starkem Bluthochdruck, Schilddrüsenüberfunktion und Entzündungen im Kopfbereich sollte die Übung nicht ausgeführt werden.

Viparita Karani an der Wand/optional mit einem Bolster

Entlastung der Beine/Entlastung des unteren Rückens

1. Setze dich seitlich in einem faustbreiten Abstand an eine Wand. Die Beine sind aufgestellt und die Wirbelsäule ist aufgerichtet.

2. Drehe dich mit dem Rumpf von der Wand weg und bringe die Fußsohlen an die Wand.

3. Bringe die Beine in einen rechten Winkel über das Becken. Der Oberkörper ist gerade zur Wand hin ausgerichtet.

4. Beginne langsam, die Beine zu strecken. Die Fersen lehnen entspannt an der Wand.

5. Lege die Hände neben dem Körper oder auf dem Bauch ab.

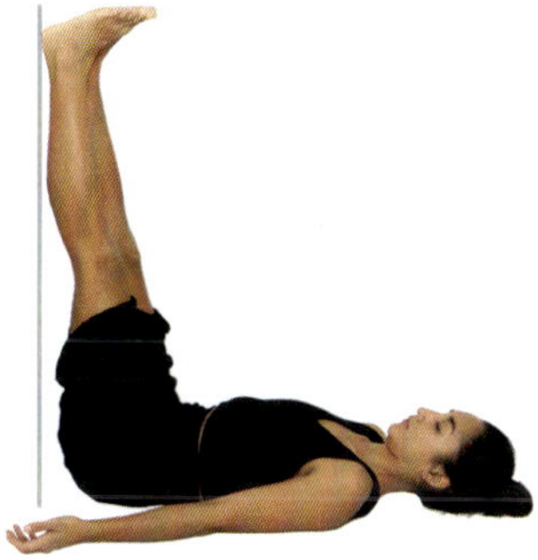

Bleibe bis zu zwei Minuten in dieser Haltung. Ziehe die Knie nacheinander zur Brust und drehe dich mit angezogenen Beinen auf die Seite. Spüre für einige Momente in der Seitlage nach. Richte dich langsam auf.

*Diese Variante von **Viparita Karani** ist die perfekte Option bei Beschwerden im unteren Rücken. Durch die Unterstützung der Wand ist die Lendenwirbelsäule komplett entlastet. Die Beine müssen nichts mehr halten und können sich von Stauungen und Schweregefühl lösen.*

Viparita Karani mit einem Klotz (oder einem Bolster)

Intensität der Haltung

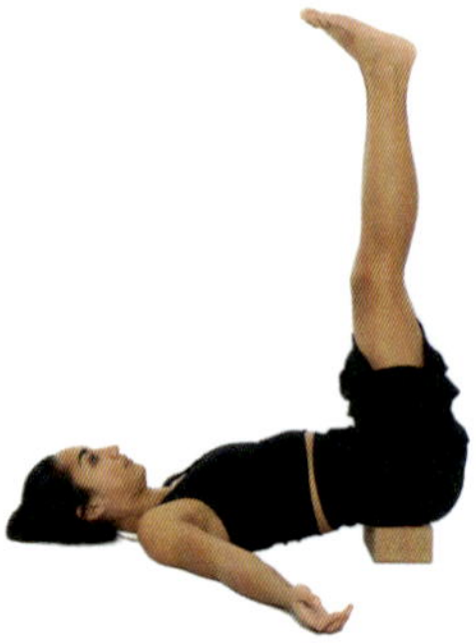

1. Komme in die Rückenlage. Halte einen Klotz griffbereit.

2. Stelle die Füße hüftbreit vor dir auf. Hebe das Becken und schiebe den Klotz unter das Gesäß.

Bleibe in dieser Variante der ***unterstützten Schulterbrücke***, sollte dir das Heben der Beine zu intensiv erscheinen.

3. Lege das Kreuzbein auf dem Klotz ab und hebe langsam die Beine nacheinander an.

4. Lasse die Beine über dem Becken schweben. Die Arme sind neben dem Körper abgelegt.

Bleibe bis zu einer Minute in dieser Haltung. Stelle dann langsam die Füße wieder ab. Hebe das Becken und schiebe den Klotz zur Seite. Ziehe beide Knie zur Brust, um den unteren Rücken zu entlasten.

Diese Variante eignet sich für Yogis, die den energetischen Effekt der Umkehrhaltung ohne muskuläre Anstrengung verstärken möchten. Der Klotz hebt das Becken auf ein Podest. Dies nimmt Einfluss auf die energetische Wirkung im Wurzelchakra.

Optional kannst du statt des Klotzes ein Bolster unter das Becken legen.

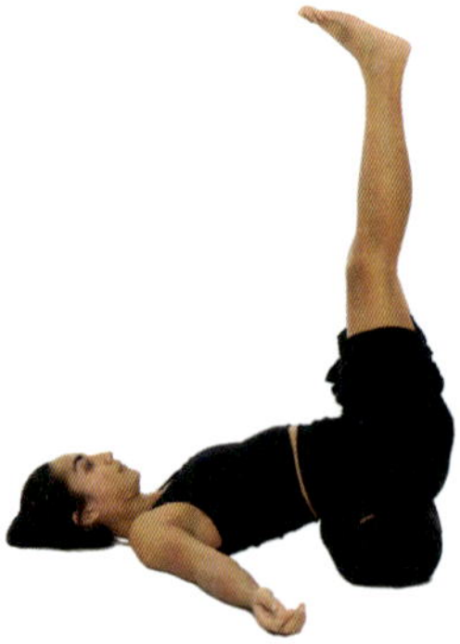

Shavasana – Totenstellung

Shava = Leichnam

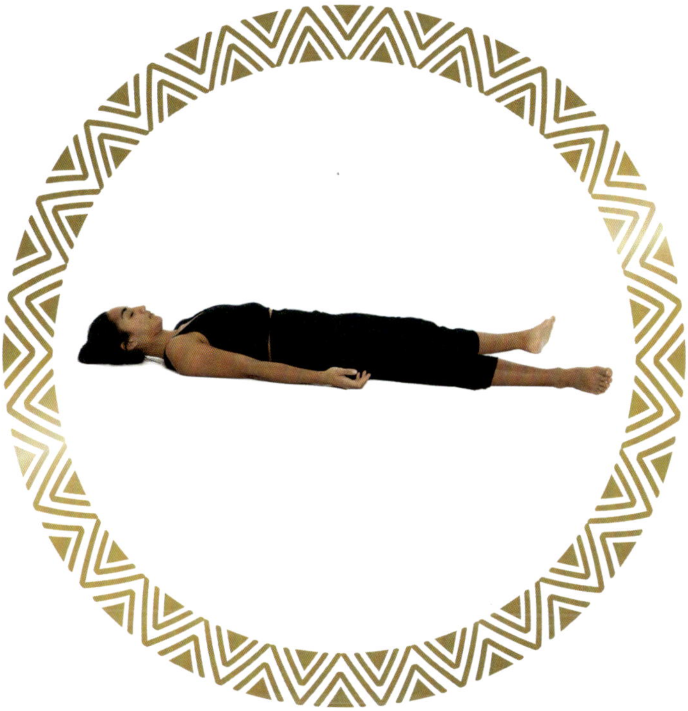

Shavasana – zumeist bekannt als die Endentspannung der körperlichen Asanapraxis ist wohl eine der populärsten Haltungen. Nachdem das System durch Bewegung und Atmung stimuliert wurde, kann der Körper hier vollkommen entspannen. Muskeln, Knochen und das gesamte Körpergewicht werden an die Schwerkraft abgegeben.

Die Sinneswahrnehmungen können sich zurückziehen, sodass ein Gefühl von Einheit entsteht. Weder Geist noch Körper sind jetzt durch Äußerlichkeiten abgelenkt. Iyengar bezeichnet *Shavasana* daher auch als ersten Schritt in die Meditation.

In der Endspannung werden Atemrhythmus und Herzschlag langsamer, der Blutdruck sinkt und der Moment der Regeneration kann einkehren. Auch wenn *Shavasana* die erholsamste aller Yoga-Asanas ist, fällt sie nicht immer auf Anhieb leicht. Geistige Unruhe, aber auch körperliches Unbehagen können sich bemerkbar machen.

Der Einsatz von Hilfsmitteln kann dabei unterstützen, die Haltung noch entspannter zu gestalten.

Shavasana mit einem Bolster

Entlastung des unteren Rückens

1. Platziere ein Bolster quer in der Mattenmitte. Komme in den aufrechten Sitz. Der Blick ist in Richtung Bolster ausgerichtet.

2. Stelle die Füße über das Bolster.

3. Greife die Oberschenkel mit beiden Händen und rolle dich Wirbel für Wirbel in die Rückenlage.

4. Lege die Kniekehlen auf dem Bolster ab und lasse die Beine nach vorne ausgleiten.

5. Lege die Handrücken neben dem Körper ab. Die Finger sinken nach außen. Die Schulterblätter in der Matte sind entspannt.

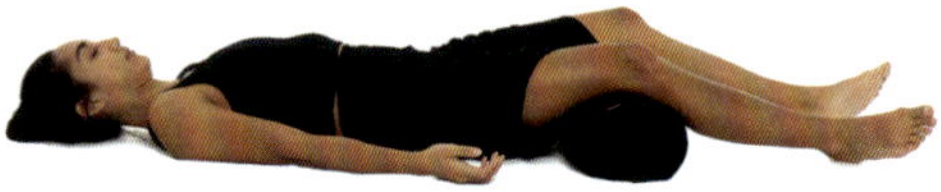

Bleibe bis zu 15 Minuten in dieser Haltung. Der Körper darf vollkommen entspannen und das Gewicht der Beine kann in das Bolster abgegeben werden.

Durch das Bolster können die großen Oberschenkelmuskeln entspannen. Die Erhöhung der Beine entlastet den unteren Rücken, der flach am Boden aufliegt.

Shavasana mit einem Bolster

Entlastung des unteren Rückens

1. Komme in *Shavasana.* Halte ein Bolster griffbereit.
2. Lege das Bolster quer auf dem Bereich deines Beckens ab.
3. Lege die Handrücken neben dem Körper ab. Die Finger sinken nach außen. Die Schulterblätter in der Matte sind entspannt.

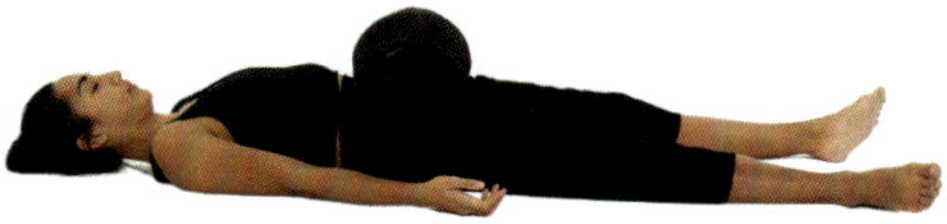

Bleibe bis zu 15 Minuten in dieser Haltung.

Durch die Schwere des Bolsters kann das Gewicht des Körpers noch besser an den Boden abgegeben werden. Der untere Rücken wird sanft in die Matte geschoben und gewinnt an Länge. Diese Variante empfiehlt sich also besonders nach einer Yoga-Asana-Praxis mit intensiven Rückbeugen.

Shavasana in der Bauchlage mit einem Bolster

Entlastung des oberen und des unteren Rückens

1. Platziere ein Bolster längs in der Mattenmitte.
2. Komme in den Fersensitz auf das Bolster. Die Füße schauen nach hinten.
3. Lege dich nach vorne ab und umarme das Bolster. Lege ein Ohr auf die Seite.

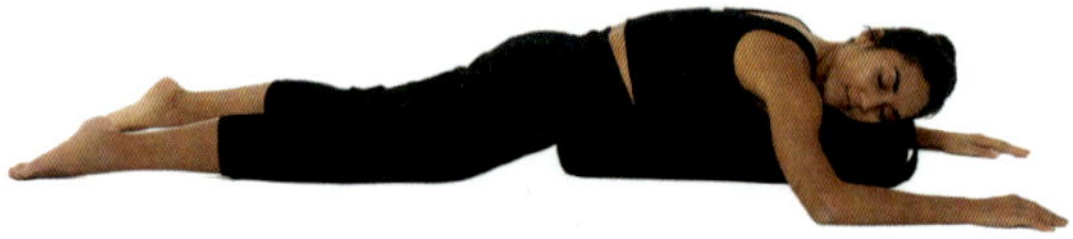

Bleibe in dieser Haltung bis zu 15 Minuten. Wechsle nach der Hälfte der Zeit auf das andere Ohr.

Shavasana *in der Bauchlage wirkt wie eine Massage auf die Organe im Bauchraum. Diese Variante wirkt daher sehr lösend bei Menstruationsbeschwerden oder Verdauungsproblemen. Der obere und untere Rücken wird sanft gedehnt, sodass in der entlastenden Entspannung Verspannungen gelöst werden können.*

7

ZENTRIERUNG

Kraft und Körpermitte

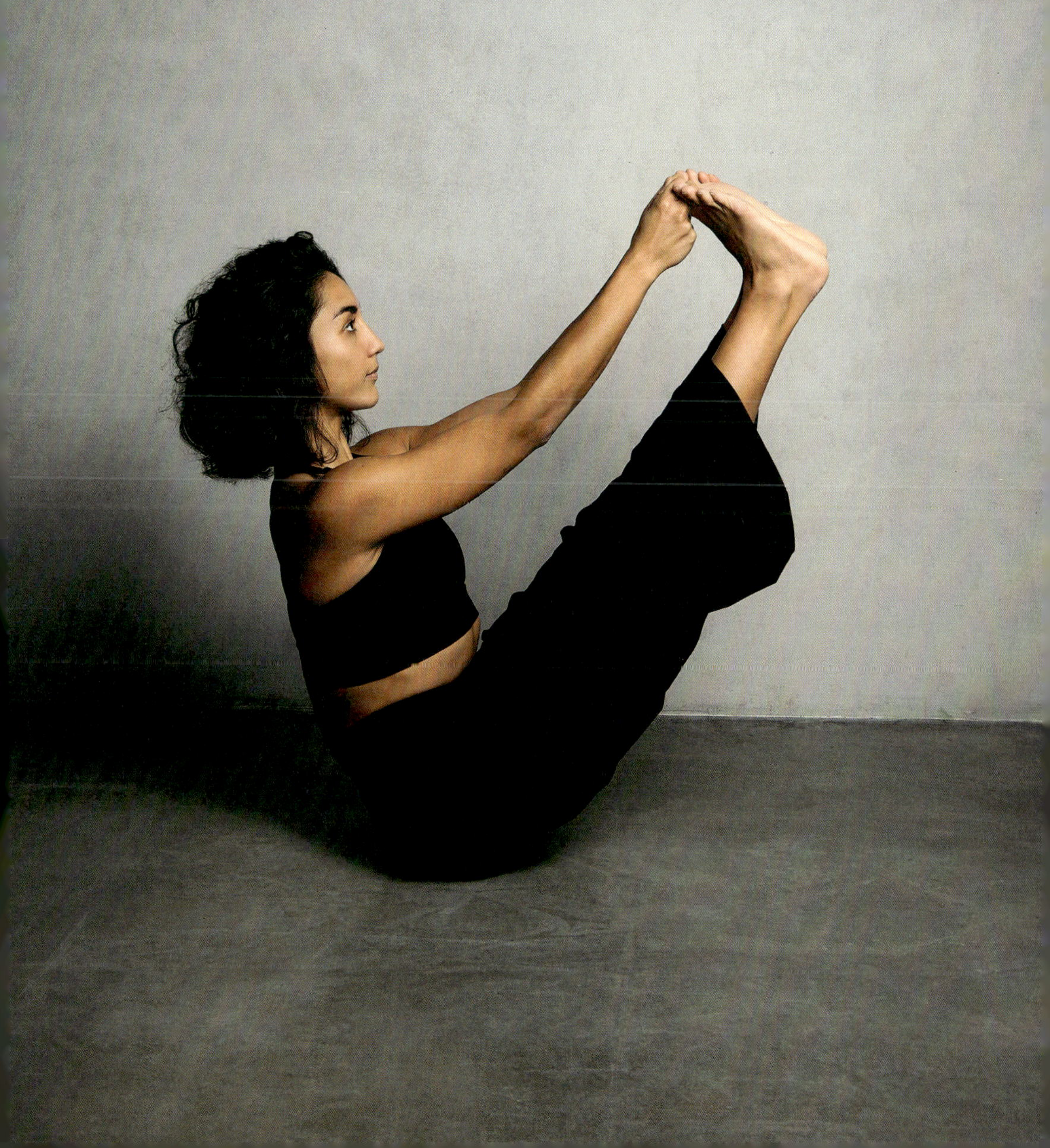

Leg Lifts

1. Komme in einen aufrechten Sitz. Lege den Klotz flach unter das Gesäß.

2. Hebe die Beine nacheinander in einen rechten Winkel zum Oberkörper. Die Knie schweben über den Hüften. Du kannst dabei die langen Seiten deiner Matte greifen oder die Hände fest in den Boden pressen. Lasse die Schultern entspannt.

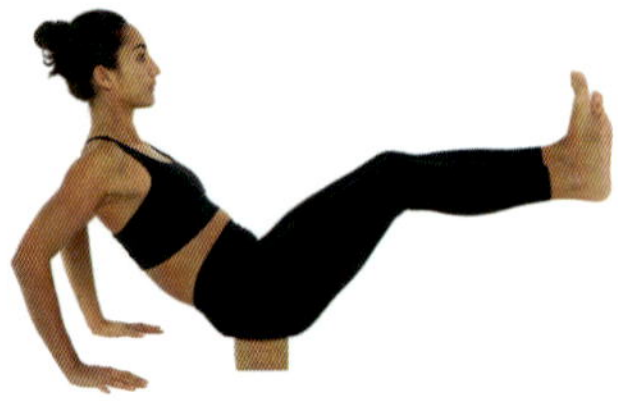

3. Atme tief ein und senke die rechte Ferse in Richtung Matte. Atme aus und hebe das Bein zurück zur Mitte.

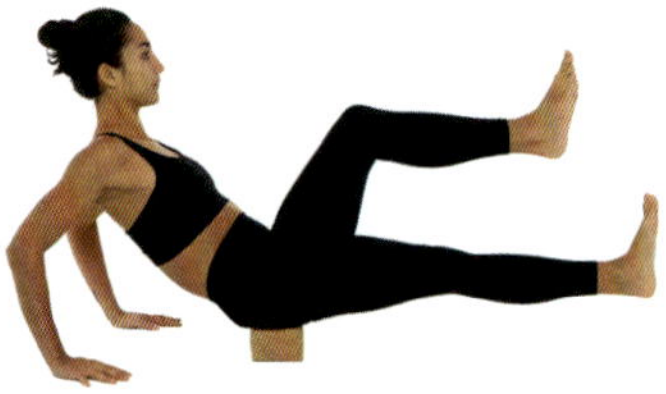

4. Wiederhole den Ablauf auf der anderen Seite.

Wiederhole auf beiden Seiten 3-5-mal. Ziehe dann die Knie zur Brust und atme tief in den Bauch.

Diese Übung ist gut für die Kräftigung der Bauchmuskulatur und für die Mobilität in den Hüften.

Straight Leg Lifts

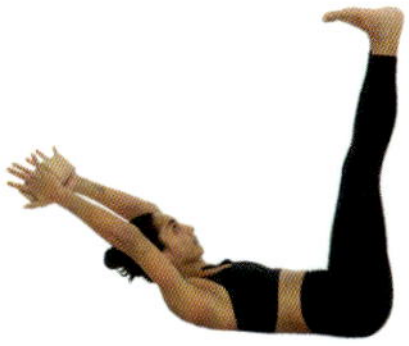

1. Komme in die Rückenlage. Halte einen Klotz zwischen deinen Handflächen und hebe die Arme lang über den Kopf.

2. Hebe die lang gestreckten Beine nacheinander über die Hüften. Die Füße sind aktiv geflext.

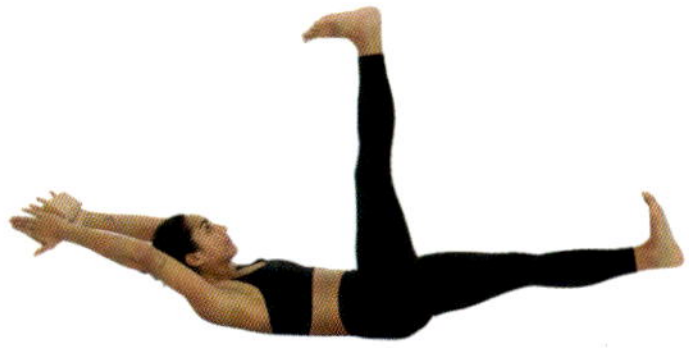

3. Atme aus und senke das linke Bein in Richtung Matte. Halte hier für 2-3 Atemzüge. Presse die Hände fest in den Klotz.

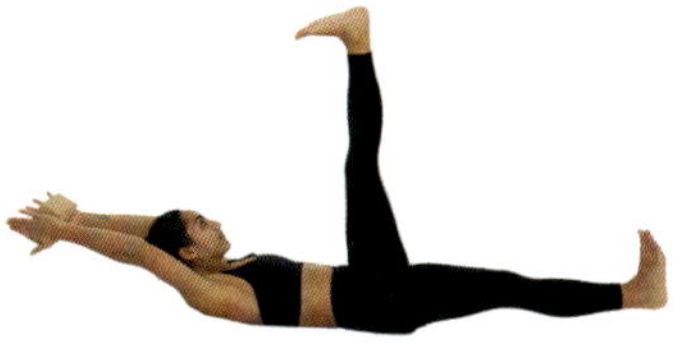

4. Atme ein und hebe das Bein zurück zur Mitte. Wiederhole den Ablauf auf der anderen Seite.

Wiederhole auf beiden Seiten 3-5-mal. Ziehe dann die Knie zur Brust und atme tief in den Bauch.

Diese anspruchsvolle Übung für die Rumpfmuskulatur ist eine gute Vorbereitung für den Handstand. Die Körpermitte wird aktiviert und Kraft in der gesamten Haltemuskulatur aufgebaut. Bei Schmerzen oder Beschwerden im unteren Rücken sollte die Übung nicht ausgeführt werden.

Side Leg Lifts

1. Komme in die Rückenlage. Bringe einen Klotz zwischen deine Oberschenkel.
2. Hebe die Beine in einen rechten Winkel zum Oberkörper.
3. Lege die Arme in einem rechten Winkel ab. Die Schulterblätter und die Handrücken sind gut geerdet.

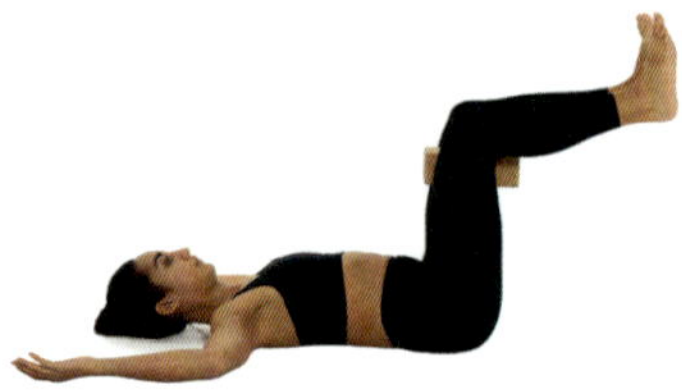

4. Atme aus und senke die Beine zur rechten Seite. Die Schulterblätter bleiben am Boden.
5. Atme ein und hebe die Beine zurück über die Hüften.
6. Wiederhole den Ablauf auf der anderen Seite.

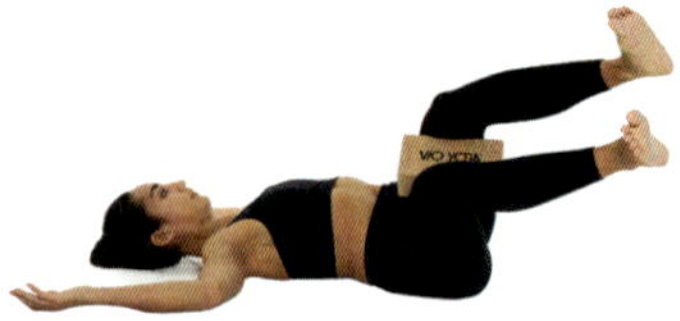

Wiederhole 3-5-mal zu jeder Seite. Lasse die Schultern möglichst entspannt und senke die Beine nur so tief, wie du die Schulterblätter am Boden lassen kannst.

Diese Übung ist gut für die Kräftigung der quer liegenden Rumpfmuskulatur.

Balanceübung im Stehen

1. Komme in den aufrechten Stand. Halte einen Klotz in deiner linken Hand.

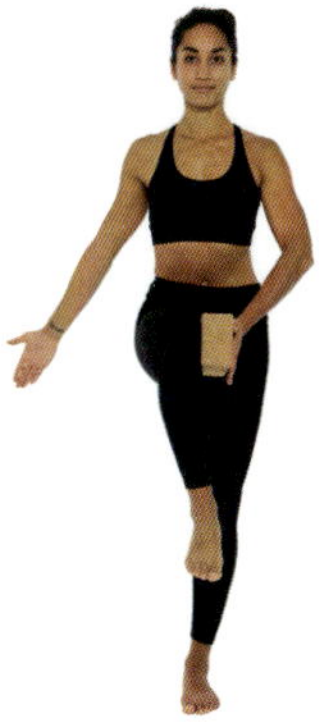

2. Hebe das rechte Bein in den rechten Winkel. Presse den Klotz in die Innenseite des Oberschenkels. Der Fuß ist geflext und die Zehen sind aktiv.

3. Strecke den rechten Arm lang gestreckt zur Seite und führe ihn dann zurück in die Ausgangsposition.

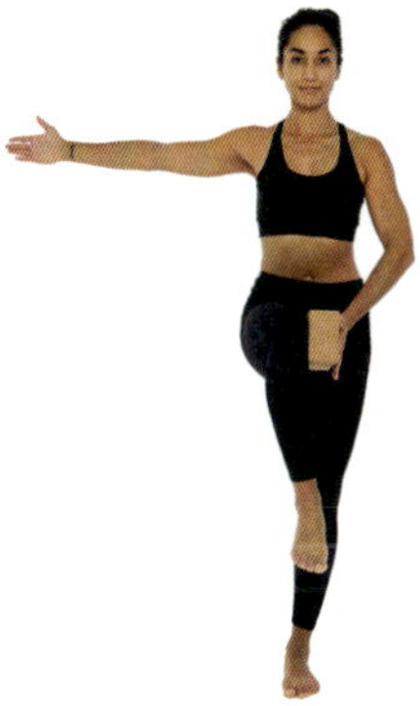

Wiederhole den Ablauf 5-10-mal. Bleibe im Gleichgewicht, während du den Oberschenkel weiter in den Klotz presst. Wiederhole den Ablauf auf der anderen Seite.

Diese Übung ist eine gute Vorbereitung für alle Balanceübungen. Die Körpermitte wird aktiviert und das Bewusstsein für die tief liegende Haltemuskulatur wird sensibilisiert.

Kakasana – Krähe

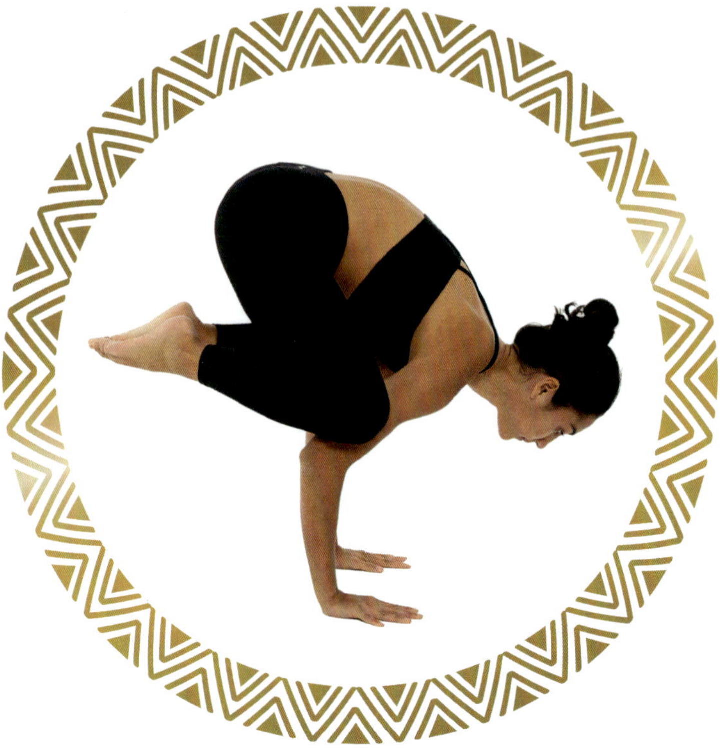

Die *Krähe* ist eine der bekanntesten Armbalanceübungen unter den Yogahaltungen. Sie fordert neben einer Menge Überwindung und Mut, Kraft, Flexibilität und Balance. Die Muskulatur in Handgelenken, Schultern, Armen, Hüften und Bauch wird gestärkt und insbesondere die Rumpfmuskulatur muss intensiv arbeiten, um den Körper in der Haltung zu stabilisieren.

Kakasana ist ein guter Einstieg für andere Armbalanceübungen. Bevor genügend Haltekraft und Gleichgewichtssinn aufgebaut wurde, kann hier die Beweglichkeit der Hüften genutzt werden, indem die Knie auf den Oberarmen abgelegt bleiben.

Kakasana mit zwei Klötzen

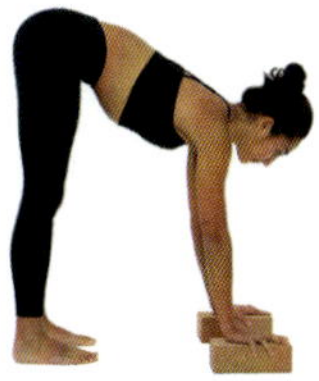

1. Platziere zwei flache Klötze an den Seiten der Matte.

2. Komme in *Uttanasana* - die tiefe Vorbeuge (S. 42ff.).

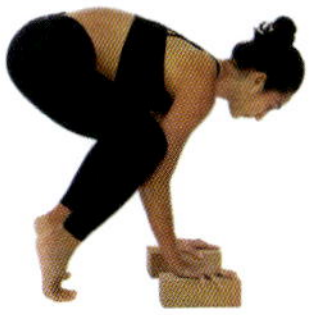

3. Verlagere das Gewicht in die Fußballen und stelle die Hände auf den Klötzen ab.

4. Beuge die Arme und lege die Knie auf den Oberarmen ab.

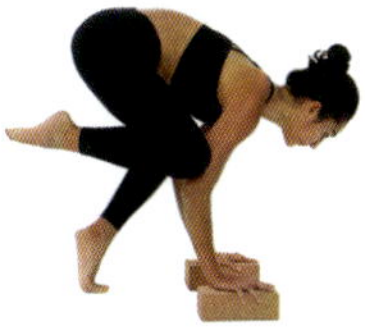

5. Richte den Blick gezielt schräg vor dir am Boden aus. Du kannst eine Decke vor dich legen.

6. Presse die Hände fest in die Klötze und verlagere das Gewicht in die Arme. Hebe die rechte Ferse zum Gesäß.

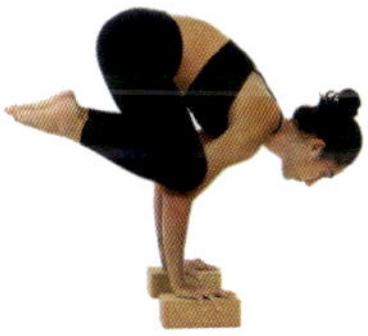

7. Stelle den Fuß wieder ab und wiederhole den Ablauf auf der anderen Seite.

8. Versuche, beide Füße abzuheben und die Fersen zum Gesäß zu ziehen.

Halte diese Position für einige ruhige Atemzüge in der Balance.

Diese Variante ist eine gute Vorübung, um das Gleichgewicht für die volle Armbalance zu finden.

Bakasana – Kranich

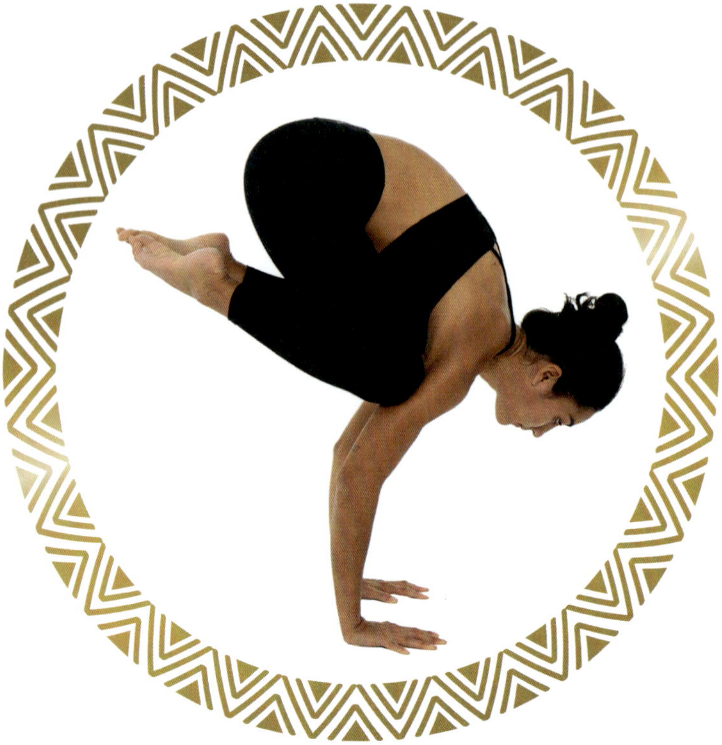

Bakasana oder der *Kranich* ist sozusagen die fortgeschrittenere Variante der *Krähe*. Anders als in *Kakasana* werden hier die Arme fast vollständig gestreckt, was einen viel höheren Kraftaufwand erfordert. Das Gewicht wird weiter in die Hände verlagert und fordert viel Stabilität in den Gelenken sowie Kraft im Core und oberen Rücken.

Vor der Übung sollten die Handgelenke gut aufgewärmt sein, bei Problemen in den Handgelenken sollte auf die Haltung verzichtet werden.

Bakasana mit zwei Klötzen

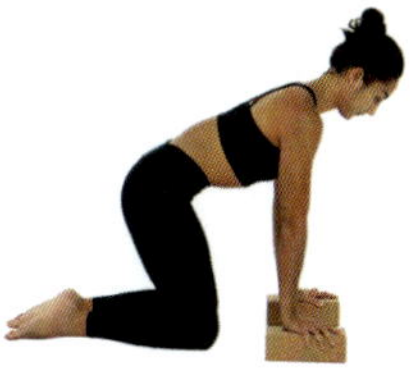

1. Komme in den Vierfüßlerstand. Stelle deine Hände auf zwei flachen Klötzen ab.

2. Presse die Hände fest in die Klötze, sodass du die Aktivität deiner Oberarme und Schultern spüren kannst.

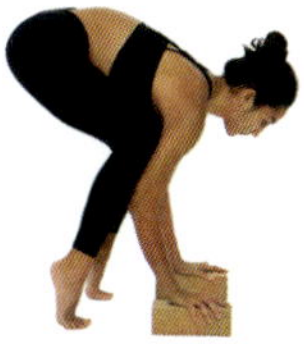

3. Rolle dein Schambein zum Bauchnabel.

4. Ziehe den Bauch nach innen und die Rippen nach oben. Komme auf die Zehenspitzen. Halte den oberen Rücken rund und ziehe die Oberschenkel dicht zum Körper. Die Knie berühren die Oberarme.

5. Verlagere mehr Gewicht in die Hände und hebe die rechte Ferse zum Po.

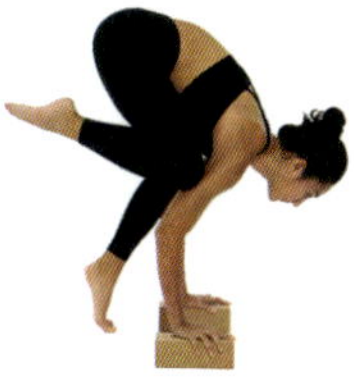

6. Halte das Gewicht in den Armen. Löse nun auch den linken Fuß von der Matte und ziehe die Fersen dichter zum Po. Die Arme bleiben gestreckt.

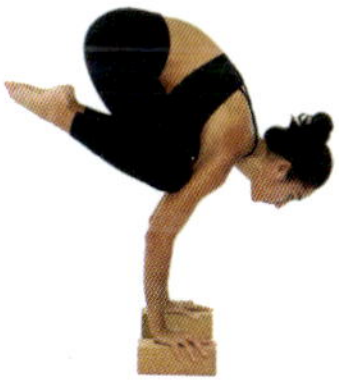

Halte diese Position für einige tiefe Atemzüge. Langsam senke die Beine in Richtung Boden ab. Entspanne die Schultern.

Die Erhöhung der Klötze erleichtert das Heben der Beine, bevor genügend Kraft im Rumpf aufgebaut wurde. Im ***Kranich*** *ist die Verbindung der Oberschenkel zum Oberkörper wichtig, um die Kompaktheit der Körpermitte zu gewährleisten. Die Klötze dienen so gesehen als Verlängerung der Arme und schaffen mehr Raum, um die Beine dichter heranzuziehen.*

In den Schritten 1-4 wird die Körpermitte angesteuert, bevor genügend Haltekraft in den Armen und im oberen Rücken aufgebaut wurde. Diese Variante ist die ideale Vorübung für die volle Pose.

Bakasana mit einem Klotz

1. Platziere einen flachen Klotz am Mattenende.
2. Komme in eine tiefe Hocke, der Rücken ist dem Klotz zugewandt.
3. Stelle die Zehen auf dem Klotz ab.
4. Komme höher auf die Fußballen und beuge die Arme leicht an.
5. Lege die Knie auf den Oberarmen ab.
6. Presse die Hände fest in die Matte und verlagere das Gewicht weiter nach vorne.
7. Halte den Blick schräg vor dir auf einen Punkt am Boden ausgerichtet. Du kannst eine Decke vor dich legen.
8. Bringe mehr Gewicht in die Hände und hebe im Wechsel einen Fuß ab.

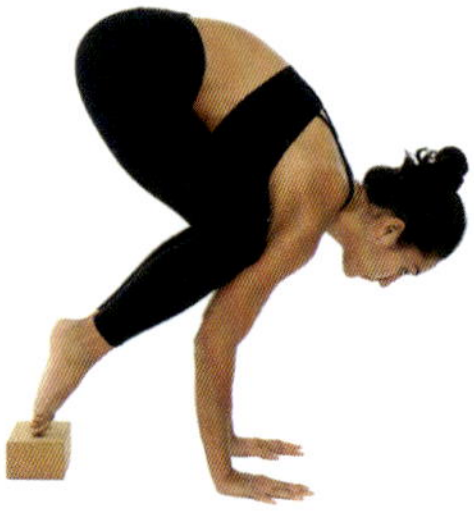

Wiederhole den Ablauf einige Male auf beiden Seiten.

Die Erhöhung der Füße verringert den zu überwindenden Abstand zwischen Oberschenkeln und Oberarmen. Neben der Kraft in Armen und Core benötigen die Hüftbeuger viel Kraft, um die Beine möglichst dicht am Oberkörper zu halten.

8
EXPERTEN
Porträts

Cornelius Feist

Yogalehrer (500h+) & -ausbilder, Osteopath (1000h+) & Heilpraktiker in eigener Praxis in Hamburg, Physiotherapeut, Movement-Lehrer & -Ausbilder bei Movement Practice©

„Leben ist Ausdruck der dynamischen Interaktion zwischen Bewegung und Stille."

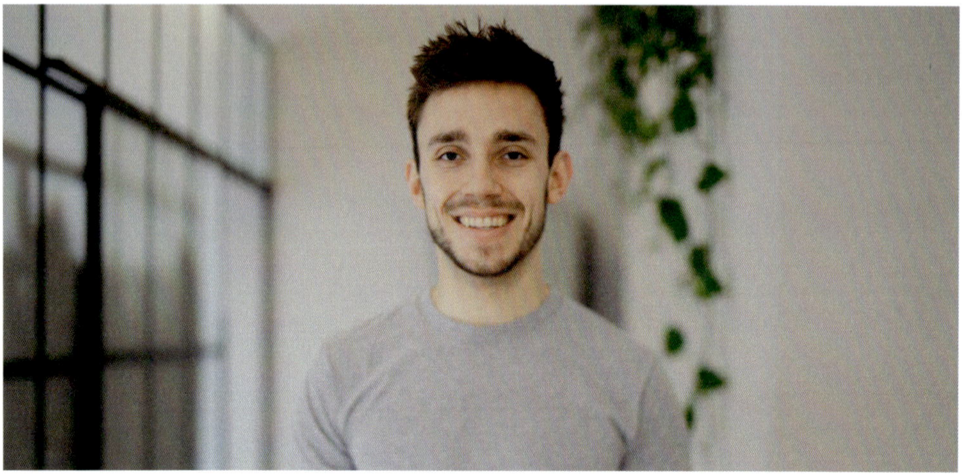

Cornelius vermittelt passioniert Gesundheit und Bewegung in seinen Behandlungen, bei Workshops und Seminaren, in den verschiedenen Ausbildungen, sowie in regelmäßigen Unterrichtsklassen. Dabei legt er großen Wert auf die Verbindung aus funktioneller Anatomie und Physiologie, und praktischen Erfahrungswissenschaften, wie Yoga und Movement.

Mehr über Cornelius Arbeit:

www.cornelius-feist.com (Allgemeines/Blog)
www.osteopath-hamburg.com (Praxis-Website)
www.movementpractice.de (Movement Practice©)
@cornelius_motus (Instagram)
Seminar-, Kooperations- und Workshopanfragen an:
info@cornelius-feist.com

Maike Lüders

Physiotherapeutin in Manual- & Sportphysiotherapie

„It's all about the balance – körperlich und geistig ausgeglichen"

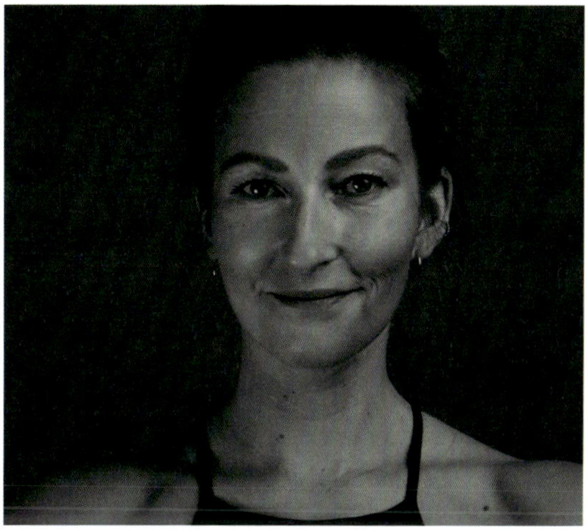

Maike ist seit 2011 als Physiotherapeutin in der Manual- und Sportphysiotherapie tätig. In ihrer Arbeit begleitet sie Sportler, Unternehmen und Privatpersonen auf dem Weg der Gesundheitsförderung. Dabei nutzt sie ihre langjährige Berufserfahrung aus den Bereichen Rehabilitation und Schmerzbehandlung als Grundlage und erstellt individuell zugeschnittene Konzepte, in denen sie ihre Klienten darin bestärkt, Gesundheitssport, wie Yoga, in ihren Alltag zu integrieren: „Der Erfolg einer Behandlung hängt maßgeblich vom Bewusstsein darüber ab, wie eng Körper und Geist miteinander verbunden sind. Gezielte Übungen können dazu beitragen, ein Verständnis über das Zusammenspiel von körperlicher und mentaler Gesundheit zu entwickeln."

Mehr über Maikes Arbeit:

www.Healthcare-ML.de
Terminanfragen:
luedersmaike@gmail.com

Danksagung

Das erste Buchprojekt ist abgeschlossen - wow!

Ich erinnere mich noch sehr gut daran, wie ich stolz das *Hatha-Yoga*-Buch der inspirierenden Martina Mittag in den Händen hielt, nachdem ich als Model an diesem so wundervollen Projekt des *Meyer & Meyer Verlags* mitarbeiten durfte. Vier Jahre später saß ich nach einem Yogaevent in Österreich auf dem Heimweg in der Bahn und fragte mich, wovon wohl mein erstes Buch handeln würde.

Kurzerhand schrieb ich also Martina an und wurde unmittelbar mit einem Themenvorschlag belohnt. Innerhalb der nächsten Wochen und Monate wuchs die Vision eines Standardwerks, welches es in dieser Form noch nicht gegeben hatte. Heute kann ich also mein eigenes Buch in den Händen halten und voller Stolz sagen: Vielen Dank Martina für deine Inspiration, deine Mitarbeit und deine Unterstützung, noch bevor dieses Baby geboren wurde.

Einen großen Dank auch an den *Meyer & Meyer* Sportverlag, der mir in dieser Zusammenarbeit so offen begegnet ist und mir von Anfang an das Vertrauen in meine Arbeit - auch als Autorin - entgegenbrachte. Ein besonderes Dankeschön gilt dabei der Projektleitung Alexa Deutz und René Kierchhoff sowie dem Geschäftsführer des Verlags, Robert Meyer.

Von Beginn an war klar, dass dieses Buch vor allem durch seine Bilder leben würde. Besonders wichtig war mir daher die Qualität der Fotos und der Bildsprache, die die wundervolle Fotografin Lena Scherer genauso umgesetzt hat, wie ich es mir erträumt hatte. Ich weiß diese Mischung aus kreativer und strukturierter Arbeitsweise sehr zu schätzen und möchte mich ganz besonders für die punktgenaue und verlässliche Zusammenarbeit bedanken!

Mit Sicherheit wäre das Knipsen der Bilder nicht so rasch erledigt gewesen, hätten wir nicht die richtige Vorarbeit geleistet. Von Herzen möchte ich mich bei meiner Freundin, Kollegin und Physiotherapeutin Maike Lüders bedanken, die mich bei der Konzeption so tatkräftig mit ihrem Wissen unterstützt hat und mir die Sicherheit gab, genau das Richtige zu tun: den Menschen und Lesern das Gefühl einer sicheren und fundierten Yogapraxis zu vermitteln.

Auch meiner Yogalehrerin-Kollegin und Kinderyogabuch-Autorin Hannah Gorzinski möchte ich Danke sagen für ihre Bereitschaft, mein Versuchsyogi zu sein, was die Ausrichtung und Konzeption der Haltungen mit den Hilfsmitteln angeht. Ich erinnere mich gern an unsere durch Lachen geprägte Arbeit vor dem wundervollen Bergpanorama in Cordoba, in unserem Free Spirits Yoga Retreat in Andalusien.

In diesem Sinne danke ich auch meinem Osteopathen, Yogalehrer-Kollegen und Movementspezialisten Cornelius Feist, der mit seinem umfangreichen Wissen über den menschlichen Körper und seine Funktionsweisen eine wahre Inspirationsquelle ist. Ich hoffe, dass auch dein (zu Recht) kritischer Blick zufrieden mit dem Endergebnis ist! Vielen Dank für deine bemerkenswerte Expertise!

Danke auch an die Ausstatter dieses Buches: *VIO YOGA®* stellte als Hersteller von Yogaequipment und exklusiver Kooperationspartner die Yogablöcke, Gurte und Bolster, die in diesem Buch abgebildet sind, zur Verfügung.

Danke an *Hey Honey Yoga* für die großzügige Bereitstellung der schwarzen Yogaleggings und des schwarzen Sportbras, indem ich mich sehr wohl gefühlt habe.

Und natürlich auch vielen Dank an *Ohohom Ethical Sportswear*, die mich mit meinem schwarzen Lieblingsoberteil sowie einem entspannten Outfit für die Yin- und Restorative-Bilder bestückt haben.

Danke, liebe Simone Leuschner, für die Fotos, die noch nach Konzeption des Buchinhalts zustande gekommen sind und die das Autorenportrait auf den letzten Seiten dieses Buchs zieren. Deine Arbeit mit *Focus on Yoga* ist einfach eine Wucht!

Sara Lyn Chana

Die Autorin

„Yoga ist die Verbindung mit und zu uns selbst."

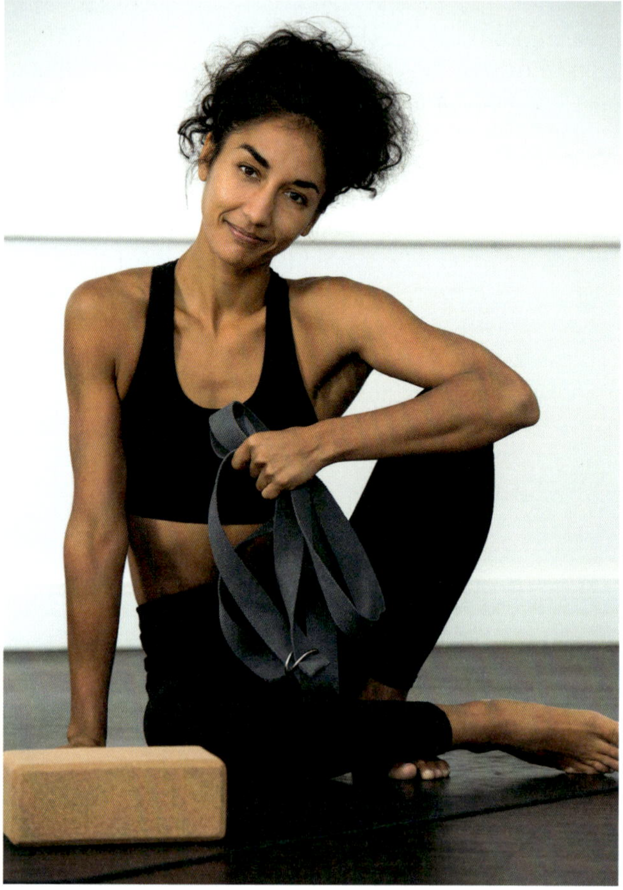

Sara Lyn Chana ist mehrfach ausgebildete Yogalehrerin, Pilatestrainerin und staatlich geprüfte Fachjournalistin. Ihr Interesse für den menschlichen Körper und ästhetische Bewegungsabläufe begann vor bereits 25 Jahren an der Ballettstange. Obwohl Sara Lyn sich nach dem Abitur gegen eine Tänzerausbildung und für ein konventionelles Studium entschied, ließ sie sich parallel zur Pilatestrainerin ausbilden. Nach ihrem Soziologie-Studium zog es sie für neun Monate auf den asiatischen Kontinent und in ihre zweite Heimat Thailand. Dabei hatte sie außer einem Rucksack nicht viel: aber die Yogamatte!

Die ersten Yogahaltungen lernte Sara Lyn ausschließlich über ein Buch. Jeden Morgen turnte sie die Abbildungen nach. Als sie alle Übungen beherrschte, wusste sie, dass ihre nächste Reise sie nach Indien führen würde. Während ihres journalistischen Fernstudiums reiste sie für ein 200 Stunden-Teacher-Training ins ferne Goa. Die Multistyle-Ausbildung gewährte ihr tiefere Einblicke in die Hatha-, Ashtanga- und Vinyasa-Yoga-Praxis.

Zurück in Deutschland ließ sie keine Gelegenheit aus, um zu unterrichten. Sieben Tage die Woche pilgerte sie durch die Hamburger Studios, um sich weiter fortzubilden. Nur zwei Jahre später führte sie ihr spiritueller Weg zurück zum Ursprungsort der Yogis: 2017 absolvierte sie ihre 300-Stunden-Hatha-/Ashtanga-Ausbildung am Fuße des Himalayas in Rishikesh. Nach der sechswöchigen Intensivausbildung in den Bergen Nordindiens bot sich ihr die Möglichkeit, ihre Leidenschaft für den Kampfsport und für das traditionelle Muay Thai in Thailand weiter auszubauen. Dies verschaffte ihr ein besseres Verständnis in der Arbeit mit Tänzern und Kampfsportlern.

Seit über fünf Jahren veranstaltet Sara Lyn unter dem Namen *Free Spirits Retreats* gemeinsam mit einem Team von YogalehrerInnen, Coaches und anderen ExpertInnen Yogareisen mit wechselnden Schwerpunkten in den Bereichen der ganzheitlichen Gesundheit. Vor allem auf den längeren Retreats, die zwischen 5 und 10 Tagen in Europa und Thailand stattfinden, liegt ihr Hauptaugenmerk auf der Verbesserung der Yogapraxis ihrer SchülerInnen.

Auch in ihren regulären Yogaklassen, Workshops, Livestreams - vor allem aber in ihren Privatstunden - ist ihre Intention, eine fundierte Basis für eine sichere und gleichzeitig freie Praxis zu schaffen.

Anfragen für Masterclasses & Workshops in Yogastudios sowie Privates Coaching und Termine für die nächsten Yoga Retreats unter: www.saralyn.de

@saralyn.yoga

Sara Lyn

www.saralyn.de

Anhang

1 Quellen

Iyengar, B. K. S. (1966). *Licht auf Yoga* (Light on Yoga). *Das grundlegende Lehrbuch des Hatha-Yoga*. München: O. W. Barth Verlag.

Iyengar, B.K.S. (2014). *Yoga – der Weg zu Gesundheit und Harmonie*. München: Dorling Kindersley.

Mittag, M. (2018). *Hatha Yoga – das komplette Buch*. Aachen: Meyer & Meyer.

Shifroni, E. (2015). *Props for Yoga – Volume 1: Standing Poses*. Createspace Independent Publishing Platform.

Shifroni, E. (2016). *Props for Yoga – Volume 2*: Sitting Asanas and Forward Extensions. Createspace Independent Publishing Platform.

Skuban, R. (2011). *Patanjalis Yogasutra – Der Königsweg zu einem weisen Leben* (7. Auflage). München: Arkana Verlag.

Neuber, L. (2019). *Restorative Yoga*. München: Südwest Verlag.

2 Bildnachweis

Coverfoto: Lena Scherer Fotografie, www.lenascherer.de

Covergestaltung: Annika Naas

Fotos Innenteil: Lena Scherer Fotografie, www.lenascherer.de

Fotos Autorin: S. 202 und Umschlagrückseite: Simone Leuschner/Focus on Yoga

Adobe Stock: S. 18, 19

Layout: Isabella Frangenberg

Satz: Guido Maetzing, www.mmedia-agentur.de

Lektorat: Dr. Irmgard Jaeger

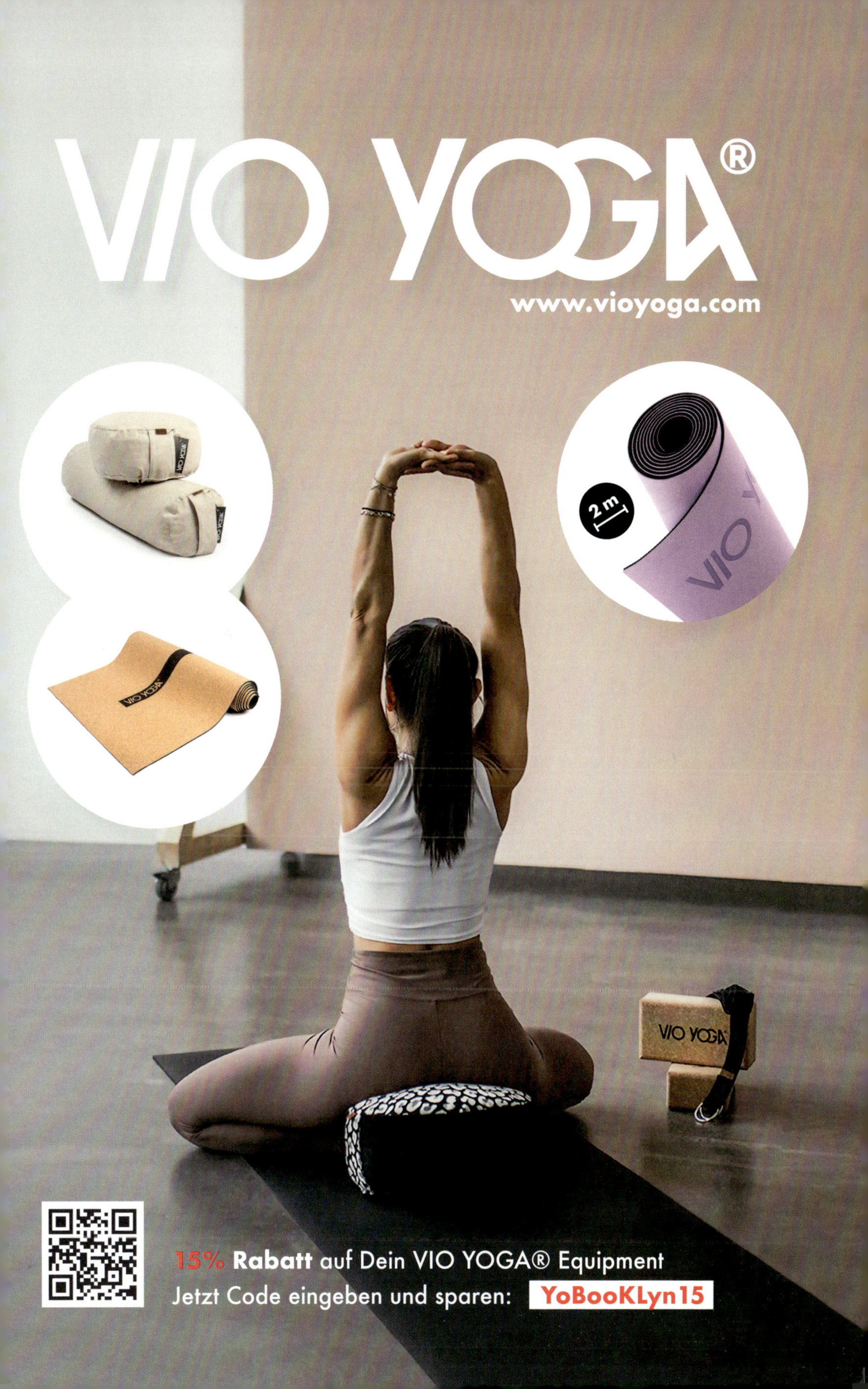
VIO YOGA®
www.vioyoga.com
2 m
15% Rabatt auf Dein VIO YOGA® Equipment
Jetzt Code eingeben und sparen: YoBooKLyn15

Abonnieren Sie unseren kostenlosen Newsletter unter **www.dersportverlag.de**

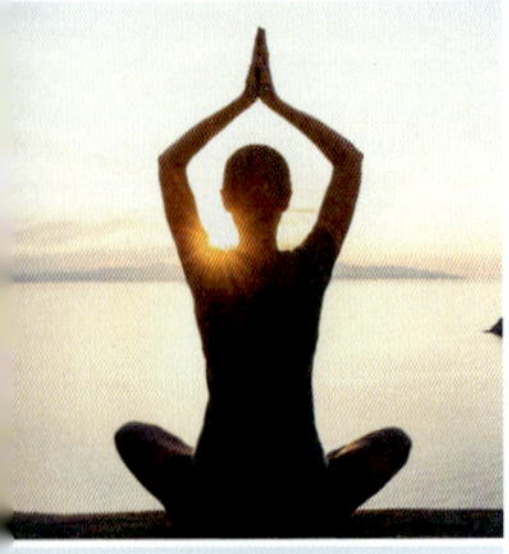

YOGA & ENTSPANNUNG

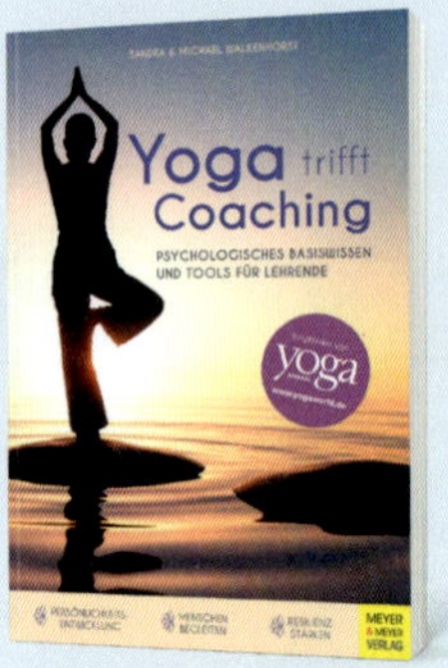

ISBN 978-3-8403-7722-8
€ [D] 28,00/[A] 28,80

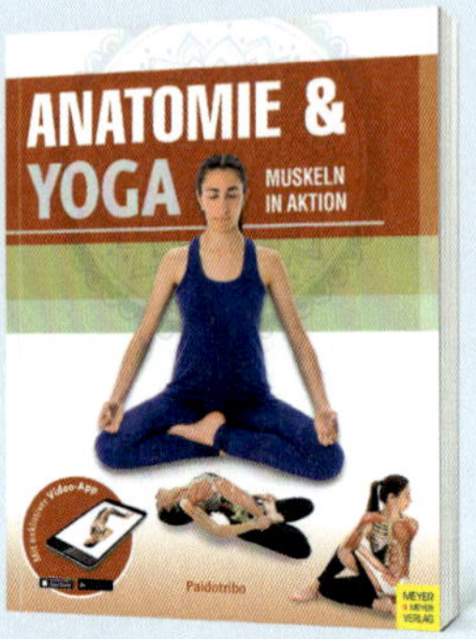

ISBN 978-3-8403-7606-1
€ [D] 25,00/[A] 26,00

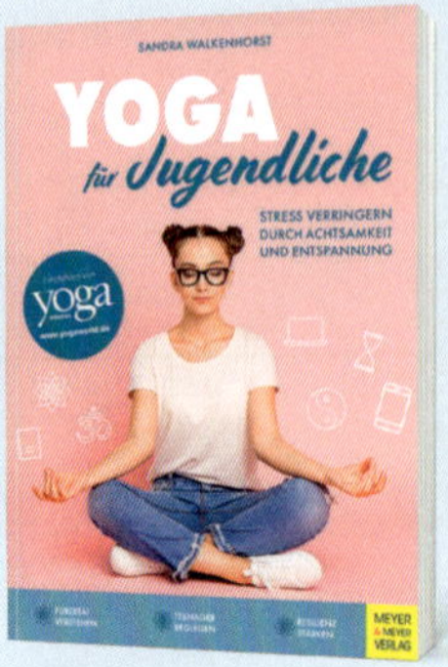

ISBN 978-3-8403-7775-4
€ [D] 20,00/[A] 20,60

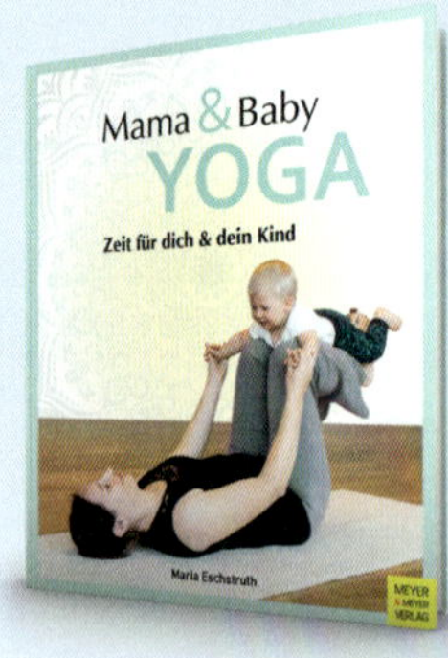

ISBN 978-3-8403-7845-4
€ [D] 22,00/[A] 22,70

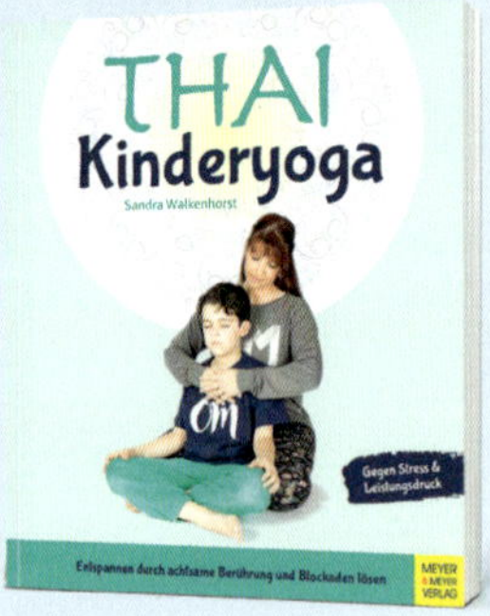

ISBN 978-3-8403-7662-7
€ [D] 24,00/[A] 24,70

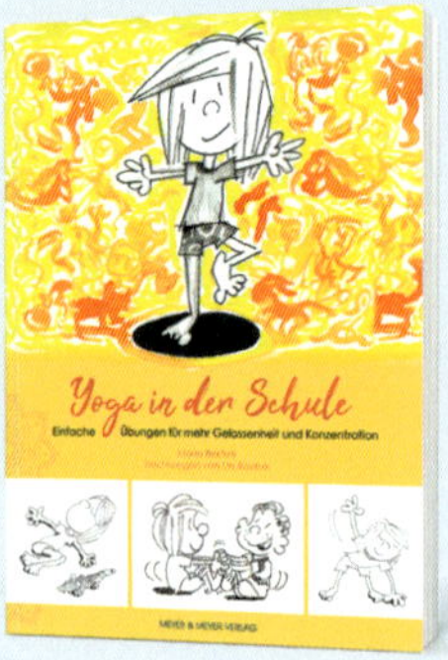

ISBN 978-3-8403-7697-9
€ [D] 24,00/[A] 24,70

* Preisänderungen vorbehalten und Preisangaben ohne Gewähr! ©Adobe Stock

MEYER
& MEYER
VERLAG

MEYER & MEYER Verlag
Von-Coels-Str. 390
52080 Aachen

Telefon	02 41 - 9 58 10 - 13
Fax	02 41 - 9 58 10 - 10
E-Mail	vertrieb@m-m-sports.com
Webseite	www.dersportverlag.de